Urgencias Cardiológicas

Urgencias Cardiológicas

Marco Vinicio Culqui Sánchez
Gabriela Mishel Bravo Freire
Andrey Edmundo Freire Pulla
Holger Wilfrido Muñoz Cedeño
Carolina Felisa Viña Castillo
Jonnathan Adrián Verdugo Illescas
Carlos Enrique Guerrero Pin
Silvana Gabriela Robles Abarca
Andrea Fernanda Ortiz Paredes
Yessenia Magaly Cruz Castillo
Ingrid Verónica Ostaiza Veliz

IMPORTANTE

La información aquí presentada no pretende sustituir el consejo
profesional en situaciones de crisis o emergencia.

Para el diagnóstico y manejo de alguna condición particular es
recomendable consultar un profesional acreditado.

Cada uno de los artículos aquí recopilados son de exclusiva
responsabilidad de sus autores.

DOI:

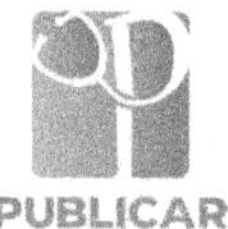

2021 Publicar Editorial Médica

Diseño de Portada: Génesis Sánchez

ISBN:
Impreso en Ecuador - Printed in Ecuador

ÍNDICE DE AUTORES

EDITORES

María José Pinos Cedeño
Doctora en Medicina General por la Universidad Central del Ecuador
Doctora en Medicina Interna por la Universidad Central del Ecuador
Médico Especialista de Medicina Interna del Hospital Regional Docente de Ambato
Docente de la cátedra de Medicina Interna – Modulo Neumología de la Universidad Técnica De Ambato
Docente de Posgrado de la Maestría Cardiorespiratoria de la Universidad Técnica de Ambato

Juan Carlos Heredia Cedeño
Título de Médico por la Universidad Laica Eloy Alfaro de Manabí
Especialista en Medicina de Emergencias y Desastres por la Universidad San Francisco de Quito.
Docente de la Universidad Central del Ecuador

Carlos Eduardo Hernandez Bayeh
Médico Especialista en Medicina Interna por la Universidad Católica de Córdoba
Médico del Servicio de Clínica Médica del Hospital Universitario Reina Fabiola (Córdoba)

AUTORES

Marco Vinicio Culqui Sánchez
Título de Médico general por la Escuela Superior Politécnica de Chimborazo
Médico en Libre Ejercicio de la Profesión
Sindrome Coronario Agudo

Gabriela Mishel Bravo Freire
Título de Médica por la Universidad Central del Ecuador
Especialista en Salud y Seguridad Ocupacional Universidad Internacional SEK
Médica en Veris - Latinomedical S.A.
Crisis Hipertensiva

Andrey Edmundo Freire Pulla
Título de Médico General por la Universidad Técnica de Manabí
Médico del Centro de Salud tipo C Puerto López
Síncope

Holger Wilfrido Muñoz Cedeño
Médico Especialista Emergencias y Desastres por la Pontificia
Universidad Católica Del Ecuador
Médico Especialista Del Hospital Pediátrico Francisco Icaza Bustamante
de Guayaquil
Médico Especialista En Clínica Hospital TOUMA de Babahoyo
Bradiarritmia

Carolina Felisa Viña Castillo
Título de Médico General por la Universidad Técnica de Ambato
Médico Residente de Emergencia en el Hospital Básico IESS Esmeraldas
Taquiarritmia

Jonnathan Adrian Verdugo Illescas
Título de Médico General por la Universidad de Cuenca
Médico del Centro de salud catamayo tipo c
Fibrilación Auricular

Carlos Enrique Guerrero Pin.
Especialista en medicina de emergencia y desastres
Docente de la universidad Laica Eloy Alfaro de Manabí
Médico del Hospital General Portoviejo.
Síndrome Aórtico Agudo

Silvana Gabriela Robles Abarca
Médico Especialista en Medicina Interna por la Pontificia Universidad
Católica del Ecuador
Médico Especialista del Hospital General Docente de Ambato
Isquemia Arterial Aguda Periférica

Andrea Fernanda Ortiz Paredes
Título de Médica por la Universidad de Guayaquil
Médica residente del Hospital Básico IESS esmeraldas
Disfunción Valvular Aguda

Yessenia Magaly Cruz Castillo
Médico Especialista en Medicina Interna por la Universidad Central del Ecuador
Hospital General Docente de Ambato
Docente de la carrera de Medicina Universidad Técnica de Ambato
Pericarditis

Ingrid Verónica Ostaiza Veliz
Magíster en Emergencias Médicas
Médico en el Centro de salud El Cisne II tipo C
Derrame Pericárdico

Henry Balboa Chimborazo
Título de Médico General por la Universidad de Cuenca
Médico General del Centro de Salud Catamayo Tipo C
Insuficiencia Cardiaca Aguda

INDICE

Capítulo 1

Sindrome Coronario Agudo
Marco Vinicio Culqui Sánchez

INTRODUCCIÓN:

Las enfermedades cardiovasculares siguen siendo ampliamente la primera causa de muerte en el mundo actual. La cardiopatía isquémica conlleva a una importante carga de gastos de Salud Pública, por lo cual es importante conocer la prevalencia, epidemiología, fisiopatología y el manejo diagnóstico y terapéutico adecuado del síndrome coronario agudo (SCA). Los hallazgos recientes indican que los primeros pasos en la aterosclerosis son esencialmente inflamatorios. Una respuesta inflamatoria sistémica a menudo acompaña al SCA, y la documentación de su presencia ha sido ampliamente reconocida como un indicador de eventos coronarios a repetición.(Battilana-dhoedt et al., 2020)

El síndrome coronario agudo se define como un conjunto de entidades clínicas secundarias a la obstrucción brusca del flujo coronario, con el consiguiente desequilibrio entre el aporte de oxígeno y la demanda; esto tiene gravedad y pronósticos variables de acuerdo al área y funcionalidad afectada. Incluye la angina inestable, el infarto agudo al miocardio sin elevación del segmento ST y el infarto agudo al miocardio con elevación del segmento ST. (Becerra-Partida et al., 2020)

El dolor torácico es uno de los motivos de consulta más frecuente en los servicios de urgencias. Existen múltiples causas de dolor torácico, que van desde enfermedades leves hasta entidades con una alta mortalidad, que requieren una alta sospecha clínica y un tratamiento precoz. La enfermedad coronaria es la primera causa de muerte en el mundo. Su forma de presentación más habitual es el síndrome coronario agudo, que suele manifestarse como dolor torácico no traumático. (Domínguez-Rodríguez & Hernández-Vaquero, 2020)

El mejor conocimiento de la fisiopatología y del manejo diagnóstico y terapéutico del síndrome coronario agudo (SCA) ha producido una impresionante evolución en el entendimiento de los mecanismos de reperfusión coronaria. Los cambios constantes en la metodología de reperfusión estimulan a tener un conocimiento detallado de los hallazgos recientes para realizar un mejor y adecuado manejo terapéutico en la práctica clínica contemporánea.

El término síndrome coronario agudo (SCA) se aplica a pacientes en los que existe sospecha o confirmación de isquemia o infarto agudo de miocardio. El infarto de miocardio sin elevación del ST (NSTEMI), el IM con elevación del ST (STEMI) y la angina inestable son los tres tipos tradicionales de SCA. Sin embargo, el uso generalizado de la prueba de troponina de alta sensibilidad ha cambiado el diagnóstico de angina inestable a NSTEMI en casi todos los pacientes previamente diagnosticados con angina inestable. Esto se debe a que los pacientes que antes se denominaban angina inestable en realidad tienen valores de troponina de alta sensibilidad anormalmente elevados. Tradicionalmente, la angina inestable se definía como hallazgos clínicos y electrocardiográficos (ECG) en ausencia de un nivel elevado de biomarcadores. Pocos o ningún paciente con evidencia clínica y ECG de isquemia miocárdica tienen niveles normales de troponina de alta sensibilidad. De hecho, demuestran niveles elevados de este biomarcador, lo que confirma la presencia de muerte celular miocárdica inducida por isquemia. Casi todos estos pacientes no muestran un patrón de IAMCEST en su ECG, por lo que deben ser diagnosticados como IAMSEST. (Braunwald & Morrow, 2013)

Epidemiología

El síndrome coronario agudo (SCA) es una enfermedad común limitante del flujo de las arterias coronarias causada por un desajuste entre la oferta y la demanda en la perfusión miocárdica. Es una condición médica invalidante que afecta a 112 millones de personas mayores de 20 años en todo el mundo. Aunque la mortalidad de los pacientes con SCA ha disminuido en los últimos años, la cardiopatía isquémica sigue siendo la principal causa de muerte (45,1%, casi 801.000 muertes) atribuible a la enfermedad cardiovascular en los Estados Unidos, y está asociada a enormes costes sanitarios. Los pacientes con SCA a menudo experimentan limitaciones en las actividades ordinarias, otras comorbilidades y problemas de salud mental que afectan la calidad de vida. El objetivo terapéutico está dirigido a aliviar los síntomas y mejorar el estado funcional, así como la autopercepción del paciente sobre su salud o su calidad de vida. Las estrategias de manejo actuales para ACS incluyen terapia farmacológica, técnicas de intervención invasivas y modificación del estilo de vida. (Ye et al., 2019)

Más de siete millones de personas mueren cada año como consecuencia de la cardiopatía isquémica, lo que corresponde a un 12,8% de todas las muertes. Este fenómeno seguirá en ascenso en los próximos años, de manera que para el 2020 se pronostican aproximadamente 20,5 millones de muertes anuales y 24,2 millones para el 2030. Además, se estima que uno de cada seis varones y una de cada siete mujeres en Europa mueren de infarto agudo de miocardio. Los datos de los registros coinciden en demostrar que el síndrome coronario agudo sin elevación del segmento ST (SCASEST) es más frecuente que el síndrome coronario agudo con elevación del segmento ST (SCACEST). La incidencia anual es de ~3/1.000 habitantes, pero esta cifra varía entre países.

La mortalidad hospitalaria es más elevada en pacientes con SCACEST que entre los SCASEST (7 frente a un 3-5%, respectivamente), pero a los 6 meses las tasas de mortalidad son muy similares en las dos condiciones (el 12 y el 13%). El seguimiento a largo plazo ha demostrado que la tasa de muerte es 2 veces superior a los 4 años entre los pacientes con SCASEST que en los que tienen SCACEST. Esta diferencia en la evolución a medio y largo plazo puede deberse a diferencias en los perfiles de los pacientes, ya que los pacientes con SCASEST tienden a ser de más edad, con más comorbilidades, especialmente diabetes mellitus e insuficiencia renal.

Datos de la Organización Mundial de la Salud indican que la principal causa de muerte en Latinoamérica es la enfermedad cardiovascular y que está en curso una epidemia de grandes proporciones, lo que se puede atribuir a cambios demográficos y de hábitos de vida inherentes a la transición epidemiológica.

Un registro de infarto agudo de miocardio con elevación del segmento ST (IAMCEST) menciona una incidencia de esta enfermedad de 66 casos por cada 100 000 habitantes al año. Se han recogido datos similares en República Checa, Bélgica y Estados Unidos. En los Estados Unidos de América, las tasas de incidencia de IAMCEST disminuyeron entre 1997 y 2005, de 121 a 77 por 100.000 habitantes, mientras que las tasas de incidencia de infarto agudo de miocardio sin elevación del segmento ST (IAMSEST) aumentaron ligeramente de 126 a 132 casos. En España, a pesar de la tendencia decreciente de la mortalidad por cardiopatía isquémica en los últimos 25 años, continúa siendo la primera causa de muerte en varones y la segunda en mujeres, lo que constituye un 12% y 10 % de la mortalidad total, respectivamente. El IAM causa la muerte de aproximadamente un 8% de la población chilena, y afecta principalmente a los hombres a partir de los 45 años y a las mujeres desde los 60 años. En Brasil, se considera que uno de cada tres muertes al año corresponde a IAM, siendo la principal causa de muerte en este país.(Battilana-dhoedt et al., 2020)

Fisiopatología
El síndrome coronario agudo es una manifestación de la aterosclerosis que pone en riesgo la vida. Normalmente se precipita por una trombosis aguda inducida por rotura o erosión de una placa coronaria aterosclerótica, con o sin vasoconstricción concomitante, lo que causa una reducción brusca y crítica del flujo sanguíneo coronario. En el complejo proceso de rotura de una placa, la inflamación ha resultado ser un elemento fisiopatológico clave. En casos raros, el SCA puede tener una etiología no aterosclerótica, como arteritis, traumatismo, disección, tromboembolia, anomalías congénitas, adicción a la cocaína o complicaciones de un cateterismo

cardiaco. Hay que comprender el significado de los principales conceptos fisiopatológicos, como placa vulnerable, trombosis coronaria, paciente vulnerable, disfunción endotelial, atero-trombosis acelerada, mecanismos secundarios del SCASEST y daño miocárdico, para hacer un uso correcto de las estrategias terapéuticas disponibles.

El proceso inflamatorio ejerce ciertos cambios en la placa ateromatosa que termina desarrollando una placa vulnerable. Se produce un adelgazamiento de la capa fibrosa de la placa, un aumento en el influjo de lípidos hacia el centro de la placa expandiendo el tamaño de la misma, y una estimulación aumentada del neo-angiogénesis. Además, estos cambios promueven la formación de un núcleo necrótico en el centro de la placa, el cual a su vez puede empeorar el proceso inflamatorio. Este núcleo necrótico contiene células muertas principalmente macrófagos y detritus, y el aumento en volumen del mismo contribuye a la ruptura de la placa y el desencadenamiento del SCA. Por lo tanto, la placa vulnerable posee un núcleo central lipídico, una capa fibrosa delgada, un infiltrado de macrófagos, zonas de calcificación y neo-vascularización (42-44). Las lesiones predictoras de SCA suelen ser leves desde el punto de vista angiográfico, y se caracterizan por una cápsula fina de fibroateroma, una gran carga de placa, un área luminal pequeña o combinaciones de estas características. Dependiendo del grado de obstrucción al flujo coronario se han distinguido varias presentaciones clínicas con una variedad de síntomas: 1) Dolor anginoso prolongado (> 20 min) en reposo. 2) Angina de novo, de nueva aparición, clase II o III de la clasificación de la sociedad cardiovascular canadiense. 3) Desestabilización reciente de una angina previamente estable con características de angina como mínimo de clase III (angina in crescendo). 4) Angina post-IAM. El dolor prolongado se observa en el 80% de los pacientes, mientras que la angina de novo o acelerada se observa solo en el 20% de los casos.

La patología de los pacientes con infarto agudo de miocardio con elevación del ST, se caracteriza por la oclusión completa trombótica de una arteria coronaria importante en más de 90% de los casos. La disminución de la perfusión miocárdica por un estrechamiento de la arteria coronaria, es producto de un trombo oclusivo que se origina sobre una placa aterosclerótica no oclusiva que se rompe o erosiona. La microembolización de agregados plaquetarios y componentes de la placa rota, es responsable de la liberación de marcadores bioquímicos.

Esta placa vulnerable tiene un gran núcleo lipídico, capa fibrosa delgada, alta densidad de macrófagos, neovascularización y alta concentración de factor tisular.

La inflamación arterial causada por agentes no infecciosos (oxidación de los lípidos) y posiblemente un estímulo infeccioso, puede llevar a expansión de la placa, desestabilización, ruptura, erosión y trombogénesis. Los macrófagos activados y los linfocitos T localizados en el hombro de la placa, incrementan la expresión de enzimas como metaloproteinasas que pueden causar adelgazamiento y disrupción de la cubierta fibrosa. La erosión parece ser causa frecuente en mujeres, diabéticos e hipertensos.

Otra causa menos común es la obstrucción dinámica, la cual puede ser producida por un intenso espasmo focal que ocurre por hipercontractilidad del músculo liso vascular y/o disfunción endotelial. Los vasos de resistencia intramurales pequeños pueden estar comprometidos y se asocia con una disfunción microvascular difusa. El infarto producido por cocaína se ubica dentro de este grupo.

Se describen condiciones extrínsecas al árbol coronario y que son precipitantes, por ejemplo: fiebre, taquicardia y tirotoxicosis que incrementan los requerimientos de oxígeno; la hipotensión que reduce el flujo sanguíneo coronario y la anemia o hipoxemia que reduce el aporte de oxígeno miocárdico. Otra causa de infarto agudo del miocardio con elevación del ST es la disección espontánea de la arteria coronaria, como ocurre en mujeres jóvenes periparto.Los síndromes coronarios agudos: angina inestable, sin elevación del STIM, IM con elevación del ST y muerte súbita cardíaca: todos resultan de reducciones agudas en el flujo sanguíneo coronario.

En estos procesos patológicos, se produce la rotura de la placa aterosclerótica e inicia una cascada de eventos que culmina en la formación de un trombo que recubre el área dañada. Después de la rotura de la placa y la formación del trombo, hay diferentes resultados clínicos influenciados: por la ubicación de la placa (proximal vs distal), existencia de colaterales, la extensión de la lesión del vaso, el grado de estenosis y el equilibrio trombótico-trombolítico en el momento de la rotura. (Mani et al., 2010) (Battilana-dhoedt et al., 2020)

DIAGNÓSTICO CLÍNICO

La presentación clínica de la isquemia miocárdica suele ser una molestia torácica aguda. El objetivo de la evaluación del departamento de emergencias es determinar la causa del malestar torácico e iniciar de inmediato la terapia adecuada. Es esencial que la evaluación y el manejo iniciales sean rápidos pero metódicos y basados en evidencia.

La evaluación diagnóstica enfatiza la distinción entre las siguientes causas potenciales de dolor torácico:

•Síndrome coronario agudo (SCA; infarto de miocardio o angina inestable)
•Dolor torácico no isquémico, que incluye afecciones potencialmente mortales como disección aórtica, embolia pulmonar y rotura esofágica.

El diagnóstico de isquemia coronaria aguda depende de las características del dolor torácico, los síntomas asociados específicos, las anomalías en el electrocardiograma (ECG) y los niveles de marcadores séricos de lesión cardíaca. Un paciente con un posible SCA debe tratarse rápidamente. Por lo tanto, los pasos de manejo iniciales deben realizarse antes o durante el tiempo en que se establece el diagnóstico.(Pilgrim & Windecker, 2015)

Es de destacar que los pacientes de edad avanzada, los diabéticos y las mujeres tienen más probabilidades de presentar síntomas como disnea, debilidad, náuseas y vómitos, palpitaciones y síncope, y pueden no manifestar molestias en el pecho.

Los síntomas asociados con el riesgo relativo más alto de infarto de miocardio (IM) incluyen radiación en una extremidad superior, particularmente cuando hay radiación en ambos brazos, y dolor asociado con diaforesis o con náuseas y vómitos. Una cuestión importante es si el dolor actual recuerda a un infarto de miocardio previo.

Características del dolor:
Inicio: el dolor isquémico suele ser de inicio gradual, aunque la intensidad del malestar puede aumentar y disminuir.

Provocación y paliación: el dolor isquémico generalmente es provocado por una actividad, como el ejercicio, que aumenta la demanda de oxígeno cardíaco. El dolor isquémico no cambia con la respiración o la posición. Puede que responda o no a la nitroglicerina y, si hay una mejora, esto puede ser solo temporal. El alivio del dolor después de la administración de intervenciones terapéuticas (p. Ej., Nitroglicerina, "cóctel GI" de lidocaína viscosa y antiácido) NO distingue de manera confiable el dolor torácico no isquémico del isquémico.

Calidad: el dolor isquémico a menudo se caracteriza más como una molestia que como un dolor, y puede ser difícil para el paciente describirlo. Los términos utilizados con frecuencia por los pacientes incluyen apretón, opresión, presión, constricción, aplastamiento, estrangulamiento, ardor, acidez, plenitud en el pecho, sensación de banda, nudo en el centro del pecho, nudo en la garganta, dolor, peso pesado en el pecho. (elefante sentado sobre el pecho), como un sostén demasiado apretado, y dolor de muelas (cuando hay radiación en la mandíbula inferior). Por lo general, no se describe como afilado, fugaz, con forma de cuchillo, punzante o como "alfileres y agujas".

El aumento de la gravedad del dolor no parece correlacionarse con una mayor probabilidad de infarto agudo de miocardio.

En algunos casos, el paciente no puede calificar la naturaleza de la incomodidad, pero coloca su puño cerrado en el centro del pecho, conocido como el "signo de Levine".

Irradiación: el dolor isquémico a menudo se irradia a otras partes del cuerpo, incluida la parte superior del abdomen (epigastrio), los hombros, los brazos (parte superior y el antebrazo), la muñeca, los dedos, el cuello y la garganta, la mandíbula inferior y los dientes (pero no la mandíbula superior), y no con poca frecuencia a la espalda (específicamente la región interescapular). El viejo dicho de que "el dolor por encima de la nariz o por debajo del ombligo rara vez es de origen cardíaco" todavía se mantiene. El dolor que se irradia a las extremidades superiores es muy sugestivo de dolor isquémico.

Sitio: el dolor isquémico no se siente en un lugar específico, sino que es una molestia difusa que puede ser difícil de localizar. El paciente suele indicar todo el pecho, en lugar de localizarlo en un área específica señalando con un solo dedo.

Evolución temporal: la angina suele ser breve (de dos a cinco minutos) y se alivia con reposo o con nitroglicerina. En comparación, los pacientes con síndrome coronario agudo (SCA) pueden tener dolor torácico en reposo, y la duración es variable, pero generalmente dura más de 30 minutos. El dolor anginoso clásico que dura más de 20 minutos sugiere SCA.(Chang et al., 2018)

Síntomas asociados: el dolor isquémico a menudo se asocia con otros síntomas. La más común es la disnea, que puede reflejar una congestión pulmonar leve como resultado de una disfunción diastólica mediada por isquemia. Otros síntomas pueden incluir eructos, náuseas, indigestión, vómitos, diaforesis, mareos, aturdimiento, sensación de humedad y fatiga. (Pilgrim & Windecker, 2015)

Examen físico
Muy a menudo, el examen físico no es útil para distinguir a los pacientes con síndromes coronarios agudos de aquellos con dolor torácico no cardíaco. En algunos casos, los hallazgos físicos sugieren un diagnóstico no cardíaco específico. Los pacientes con una causa de dolor en el pecho

que pone en peligro su vida de inmediato tienden a parecer ansiosos y angustiados y pueden estar diaforéticos y disneicos.

El examen físico inicial debe centrarse en los hallazgos que permitan una clasificación rápida y ayuden en el diagnóstico y el manejo inmediatos y debe incluir lo siguiente:

-Capacidad de respuesta, vía aérea, respiración y circulación: en pacientes en paro respiratorio o cardiorrespiratorio, se deben seguir los algoritmos de reanimación adecuados

-Evidencia de hipoperfusión sistémica (hipotensión; taquicardia; deterioro cognitivo; piel fría, húmeda, pálida y cenicienta): el choque cardiogénico que complica el infarto agudo de miocardio requiere una evaluación y un tratamiento intensivos.

-Evidencia de insuficiencia cardíaca (distensión de la vena yugular, crepitantes pulmonares nuevos o que empeoran, hipotensión, taquicardia, nuevo galope de S3, soplo de MR nuevo o que empeora). Se necesita un manejo agresivo para los pacientes con insuficiencia cardíaca que complica un infarto de miocardio agudo, según la gravedad insuficiencia cardíaca y la presencia de otros factores de riesgo

-Examen neurológico enfocado: se debe realizar un examen neurológico de detección para evaluar lesiones focales o déficits cognitivos que puedan impedir el uso seguro de la terapia trombolítica.
(Craig & Matthew, 2017)

EXÁMENES COMPLEMENTARIOS
Electrocardiograma:
El electrocardiograma (ECG) es la piedra angular en la evaluación del dolor torácico y del SCA, si bien el dolor por si solo es suficiente para plantear el diagnóstico de SCA, el ECG es de vital importancia en la estratificación de riesgo, y clave en la diferenciación del SCA con o sin ascenso del segmento ST, lo cual lleva asociado estrategias terapéuticas distintas. La interpretación del ECG en el adulto mayor ofrece algunos desafíos por la más frecuente presencia de alteraciones basales como: hipertrofia ventricular izquierda, trastornos de la conducción intra-ventricular, fibrilación auricular o presencia de estimulación por marcapaso. La presencia de bloqueo de rama izquierda en el ECG se encuentra en el 33% de los mayores de 75 años en los registros y solo en el 3% en los estudios clínicos controlados. En el registro nacional norteamericano de IAM la proporción de los pacientes con SCA sin ST con ECG no diagnóstico fue del 23% en pacientes menores de 65 años, y

de 43% en los mayores de 85 años.

En general, debe obtenerse un electrocardiograma en reposo en adultos con dolor en el pecho que no tiene una causa no cardíaca obvia. Sin embargo, a veces es difícil identificar en el triaje o al comienzo de la evaluación en el servicio de urgencias qué pacientes deben ser evaluados con un ECG. La siguiente regla para identificar a los pacientes con alto riesgo de infarto de miocardio con elevación del ST (IAMCEST) que deben ser evaluados con un electrocardiograma:

-Cualquier paciente mayor de 30 años con dolor en el pecho.
-Cualquier paciente mayor de 50 años con cualquiera de los siguientes: disnea, estado mental alterado, dolor en las extremidades superiores, síncope o debilidad.
-Cualquier paciente mayor de 80 años con dolor abdominal, náuseas o vómitos.

Interpretación inicial y criterios para la isquemia: los enfoques específicos para pacientes que se considera que tienen un síndrome coronario agudo (SCA) definitivo o probable según una historia clínica y un examen físico específicos se guían inicialmente por el electrocardiograma de 12 derivaciones.

Los médicos deben tener en cuenta que el ECG inicial a menudo NO es diagnóstico en pacientes con SCA. En pacientes con riesgo intermedio a alto de SCA sin un diagnóstico claro, los ECG deben repetirse a intervalos frecuentes hasta que se resuelva el dolor torácico del paciente o se haga un diagnóstico definitivo. Cuando están presentes, las anomalías del ECG son un signo temprano de isquemia miocárdica.(Glickman et al., 2008) (O'Connor et al., 2015)

A continuación, se enumeran los criterios para las dos categorías principales de manifestaciones electrocardiográficas de isquemia miocárdica aguda:

Hallazgos compatibles con infarto de miocardio con elevación del ST (STEMI) : nueva elevación del ST en el punto J en dos derivaciones anatómicamente contiguas utilizando los siguientes umbrales de diagnóstico: ≥0,1 mV (1 mm) en todas las derivaciones distintas de V2-V3, donde los siguientes umbrales de diagnóstico aplicar: ≥0,2 mV (2 mm) en hombres ≥ 40 años; ≥0,25 mV (2,5 mm) en hombres <40 años o ≥0,15 mV (1,5 mm) en mujeres.

Hallazgos compatibles con infarto de miocardio sin elevación del ST o angina inestable : Nueva depresión del ST horizontal o con pendiente descendente ≥0,05 mV (0,5 mm) en dos derivaciones anatómicamente contiguas y / o inversión T ≥0,1 mV (1 mm) en dos derivaciones anatómicamente contiguas con onda R prominente o relación R / S> 1.

Localización de isquemia: las derivaciones de ECG son más útiles para localizar regiones de isquemia transmural que subendocárdica. La ubicación anatómica de un infarto transmural se determina mediante las derivaciones de ECG que muestran elevación del ST y / o aumento de la positividad de la onda T:

-Isquemia de la pared anterior: dos o más de las derivaciones precordiales (V1-V6)
-Isquemia anteroseptal: conduce de V1 a V3
-Isquemia apical o lateral: conduce aVL e I, y conduce V4 a V6
-Isquemia de la pared inferior: derivaciones II, III y aVF
-Isquemia ventricular derecha: derivaciones precordiales del lado derecho
-Isquemia de la pared posterior: derivaciones precordiales septales (V1-V2) y derivaciones precordiales posteriores
Las derivaciones del lado derecho V4R, V5R y V6R deben obtenerse si hay evidencia de isquemia de la pared inferior, demostrada por elevación del ST en las derivaciones II, III y aVF.

Las derivaciones posteriores V7, V8 y V9 también pueden ser útiles si hay evidencia de isquemia de la pared posterior, como lo sugieren las ondas R prominentes y las depresiones ST en las derivaciones V1 y V2.
(Thygesen et al., 2019)

Importancia de los ECG seriados: si el ECG inicial no es diagnóstico pero el paciente sigue sintomático y la sospecha clínica de SCA sigue siendo alta, el ECG debe repetirse al menos cada 15 a 30 minutos. Los pacientes cuyos ECG repetidos son diagnósticos o muy sugestivos de STEMI o NSTEMI, deben ser tratados para esos diagnósticos.

El ECG inicial a menudo NO es diagnóstico en pacientes con SCA. En dos series, el ECG inicial no fue diagnóstico en el 45% y fue normal en el 20% de los pacientes que posteriormente mostraron un IM agudo. En las primeras horas del infarto, las ondas T hiperagudas y puntiagudas pueden ser la única anomalía. Además de la evolución del ECG, una fuente poco común de error es la pseudonormalización de la inversión inicial de la onda T.

Algunos médicos asumen que un ECG obtenido mientras el paciente experimenta dolor en el pecho que no muestra evidencia de isquemia a descarta la posibilidad de un SCA. Esta suposición es falsa, como lo demuestran dos estudios observacionales prospectivos.(O'Connor et al., 2015) (Task et al., 2020)

Biomarcadores cardíacos:
Los biomarcadores seriales en suero (a veces denominados enzimas cardíacas) de daño agudo de miocardio, como la troponina T e I, son esenciales para confirmar el diagnóstico de infarto. Deben obtenerse en cualquier paciente con riesgo significativo de SCA.

El diagnóstico de MI agudo requiere tanto evidencia de lesión miocárdica aguda (muerte de miocitos) como evidencia clínica de isquemia (p. Ej., dolor torácico o un electrocardiograma anormal). La troponina es la prueba sanguínea preferida en la evaluación diagnóstica de pacientes con sospecha de infarto de miocardio agudo y en la mayoría de los casos se requiere un valor elevado.

La lesión miocárdica aguda se define bioquímicamente como:

●Troponina por encima del 99 ° siendo utilizados percentil del límite de referencia superior para el rango normal del ensayo.
●Debe observarse un aumento y / o descenso del valor de troponina. Las concentraciones de troponina cardíaca generalmente comienzan a aumentar dos o tres horas después del inicio del IM agudo, pero esto puede variar según el mecanismo subyacente del IM. Otras causas de lesión miocárdica aguda también pueden tener patrones muy variables (es decir, ascendentes y descendentes).

Los pacientes que se presentan tardíamente después del inicio de la lesión miocárdica aguda, incluidos aquellos con infarto agudo de miocardio, pueden encontrarse en la pendiente descendente de la curva tiempo-concentración y, por lo tanto, puede ser difícil apreciar un patrón cambiante en un período corto de tiempo.
En el contexto del infarto agudo de miocardio (IAM), los ensayos avanzados de troponina I y T cardíacas detectan elevaciones en 3 horas, alcanzan su punto máximo a las 12 horas y permanecen elevadas durante 7 a 10 días. Las troponinas son la prueba preferida para el diagnóstico de IAM. Los análisis de troponina de alta sensibilidad se elevan más rápidamente e incluso se encuentran elevaciones en pacientes con lo que clásicamente se consideraba angina inestable.

En la mayoría de los casos, un solo conjunto de biomarcadores cardíacos negativos NO es suficiente para descartar un infarto de miocardio; sin embargo, utilizando el ensayo de troponina T de alta sensibilidad, este enfoque ahora es posible en pacientes seleccionados. Si los pacientes tienen síntomas durante más de 2 horas y el valor inicial de troponina T está por debajo del nivel de detección (<6 ng / L), estos pacientes pueden descartar un IAM de forma segura con un solo valor. Las determinaciones iniciales de biomarcadores cardíacos por encima del nivel de detección no se pueden utilizar para determinar el alta, pero las pruebas de intervalo abreviado (a las 0 y 1, 2 o 3 horas) que utilizan troponinas de alta sensibilidad pueden permitir una descarga segura y reducir las pruebas adicionales en pacientes de bajo riesgo.(Thygesen et al., 2019)

ECG seriados, evaluación de riesgos mediante un instrumento validado (p. Ej., Puntuación de trombólisis en infarto de miocardio (TIMI); puntuación de HEART, y la prueba de troponina se puede utilizar para la estratificación rápida del riesgo de pacientes sin infarto de miocardio con elevación del ST (STEMI).

Entre los pacientes con sospecha de SCA que acudieron a los servicios de urgencias, la historia inicial, la exploración física y el electrocardiograma por sí solos no confirmaron ni excluyeron el diagnóstico de SCA. En cambio, las puntuaciones de riesgo HEART o TIMI, que incorporan la primera troponina cardíaca, proporcionaron más información diagnóstica (Fanaroff et al., 2015) (Koronarsyndrom, 2019)

TRATAMIENTO
Se debe implementar el protocolo de dolor torácico específico de la institución si la historia o los síntomas sugieren isquemia aguda. El tiempo para la evaluación inicial, incluido el ECG, y el tratamiento preliminar de un paciente con posible isquemia coronaria aguda es idealmente de 10 minutos desde la presentación. La valoración clínica del paciente con un posible síndrome coronario agudo (SCA) comienza en cuanto el paciente llega al servicio de urgencias y continúa en la unidad coronaria. La evaluación inicial consiste en la clasificación aguda y la estratificación temprana del riesgo. Se debe obtener un electrocardiograma (ECG) dentro de los 10 minutos posteriores a la llegada, si los proveedores de servicios médicos de emergencia no lo han obtenido ya en el ámbito prehospitalario.(O'Connor et al., 2015)

Evaluación inicial:
Obtenga un ECG de 12 derivaciones en los 10 minutos posteriores a la llegada; repita cada 10 a 15 minutos si el ECG inicial no es diagnóstico pero la sospecha clínica sigue siendo alta (el ECG inicial a menudo NO es diagnóstico).

1. IAMCEST: elevaciones del segmento ST $\geq$1 mm (0,1 mV) en dos

derivaciones anatómicamente contiguas o ≥2 mm (0,2 mV) en las derivaciones V2 y V3 O nuevo bloqueo de rama izquierda y presentación compatible con SCA. Si el ECG es sospechoso, pero no diagnóstico, consulte al cardiólogo de manera temprana.

2. Angina inestable o no STEMI: depresiones del segmento ST o inversiones profundas de la onda T sin ondas Q o posiblemente sin cambios en el ECG.

Obtenga una consulta de cardiología urgente para pacientes con SCA con shock cardiogénico, insuficiencia cardíaca izquierda o taquiarritmia ventricular sostenida.(Task et al., 2020)

EVIDENCIA I A
Intervenciones iniciales:

1. Evaluar y estabilizar las vías respiratorias, la respiración y la circulación.

2.Conecte monitores de saturación de oxígeno y cardíacos; proporcione oxígeno suplementario según sea necesario para mantener la saturación de O 2 > 90%. Establecer acceso intravenoso.

3. Trate la arritmia ventricular sostenida rápidamente de acuerdo con los protocolos de ACLS.

4. Administre 325 mg de aspirina (con recubrimiento no entérico) para masticar y tragar (a menos que se considere la disección aórtica). Si la administración oral no es factible, dé como supositorio rectal.

5. Realice una anamnesis y exploración centradas: busque signos de compromiso hemodinámico e insuficiencia cardíaca izquierda; determinar la función neurológica basal, particularmente si se va a administrar terapia fibrinolítica.

6. Obtenga sangre para biomarcadores cardíacos (preferiblemente troponina), electrolitos, hematocrito / hemoglobina. Realizar estudios de coagulación para pacientes que toman anticoagulantes o según se indique (p. Ej., Coagulopatía conocida).

7. Administre tres tabletas sublinguales de nitroglicerina (0.4 mg) una a la vez, con un intervalo de cinco minutos, o un aerosol debajo de la lengua cada 5 minutos durante 3 dosis SI el paciente tiene molestias persistentes en el pecho, hipertensión o signos de insuficiencia cardíaca Y no hay

signos de compromiso hemodinámico (p. ej., infarto del ventrículo derecho) y no uso de inhibidores de la fosfodiesterasa (p. ej., para la disfunción eréctil); agregue nitroglicerina intravenosa para los síntomas persistentes.

8. Trate la insuficiencia cardíaca izquierda si está presente: Administre un agente reductor de la poscarga (p. Ej., Tableta sublingual de nitroglicerina y / o goteo intravenoso a 40 mcg / minuto que no proporcionó hipotensión ni inhibidores de la fosfodiesterasa [p. Ej., Para la disfunción eréctil]; ajuste el goteo rápidamente según la respuesta); administrar diurético de asa (p. ej., furosemida intravenosa); administrar ventilación con presión positiva no invasiva (p. ej., BLPAP) a los pacientes adecuados.

9. Administre betabloqueantes (p. Ej., Tartrato de metoprolol 25 mg por vía oral) SI no hay signos de insuficiencia cardíaca y no hay alto riesgo de insuficiencia cardíaca y no hay signos de compromiso hemodinámico, bradicardia o enfermedad reactiva grave de las vías respiratorias. Si es hipertenso, puede iniciar un betabloqueante IV en su lugar (p. Ej., Tartrato de metoprolol 5 mg por vía intravenosa cada 5 minutos para 3 dosis según la tolerancia).

10. Administre sulfato de morfina (2 a 4 mg de presión intravenosa lenta cada 5 a 15 minutos) para el malestar o la ansiedad inaceptables y persistentes relacionados con la isquemia miocárdica.

11. Comenzar con 80 mg de atorvastatina lo antes posible y preferiblemente antes de la ICP en pacientes que no toman estatinas. Si el paciente está tomando una estatina de intensidad baja a moderada, cambie a atorvastatina 80 mg.
(O'Connor et al., 2015) (Chang et al., 2018) (Task et al., 2020)

EVIDENCIA I A
Tratamiento agudo STEMI:

Seleccione la estrategia de reperfusión: Se prefiere principalmente la intervención coronaria percutánea (PCI) primaria, especialmente para pacientes con shock cardiogénico, insuficiencia cardíaca, presentación tardía o contraindicaciones para la fibrinólisis. Active el equipo de cateterismo cardíaco como se indica. Para los pacientes con síntomas de> 12 horas, la terapia fibrinolítica no está indicada, pero se puede considerar la (PCI) de emergencia, en particular para pacientes con evidencia de isquemia en curso o aquellos con alto riesgo de muerte.

Trate con fibrinólisis si la PCI no está disponible dentro de los 120 minutos posteriores al primer contacto médico, los síntomas <12 horas y no hay contraindicaciones.

Administre terapia antiplaquetaria oral (además de aspirina) a todos los pacientes:

1. Pacientes tratados con terapia fibrinolítica: Administre una dosis de carga de clopidogrel de 300 mg si tiene 75 años o menos; si tiene más de 75 años, administre una dosis de carga de 75 mg.

2. Pacientes tratados sin terapia de reperfusión: Administre una dosis de carga de ticagrelor de 180 mg.

3. Pacientes tratados con PCI primaria: Administre una dosis de carga de ticagrelor de 180 mg o una dosis de carga de prasugrel de 60 mg (si no hay contraindicaciones: accidente cerebrovascular o AIT previo, o contraindicaciones relativas para prasugrel, como personas de 75 años o mayores, peso inferior a 60 kg). Para pacientes con alto riesgo de hemorragia o para quienes no se puede usar prasugrel o ticagrelor, administramos clopidogrel 600 mg.

Administre terapia anticoagulante a todos los pacientes:
1. Para los pacientes tratados con PCI primaria, preferimos la HNF a la bivalirudina. Esta recomendación asume que los pacientes recibirán un potente agente antiplaquetario oral (ticagrelor o prasugrel), que preferimos al clopidogrel. Para aquellos pacientes que reciben clopidogrel, preferimos bivalirudina.

Dosificación de UFH: Un bolo intravenoso inicial de 50 a 70 unidades / kg hasta un máximo de 5000 unidades. Se puede administrar heparina adicional en el laboratorio de cateterismo según los resultados de la monitorización de ACT.

Dosificación de bivalirudina: bolo inicial de 0,75 mg / kg IV seguido de infusión IV de 1,75 mg / kg por hora; se puede suspender después de PCI.
2. Para los pacientes tratados con fibrinólisis, preferimos la enoxaparina para los pacientes que no tienen un alto riesgo de hemorragia o fondaparinux para los que tienen un alto riesgo de hemorragia. Para aquellos pacientes en los que la PCI es posible o probable después de la terapia fibrinolítica, la HNF es razonable.

Dosificación de enoxaparina
Pacientes <75 años: dosis de carga de 30 mg en bolo IV seguida de 1 mg / kg por vía subcutánea cada 12 horas; máximo de 100 mg para las dos

primeras dosis subcutáneas. La primera dosis subcutánea debe administrarse con el bolo intravenoso.

Ajuste de dosis para insuficiencia renal (CrCl <30 ml / minuto) *: dosis de carga de 30 mg IV seguida de 1 mg / kg por vía subcutánea cada 24 horas. La primera dosis subcutánea debe administrarse con el bolo intravenoso.

Pacientes ≥75 años: sin dosis de carga intravenosa. Administrar 0,75 mg / kg por vía subcutánea cada 12 horas; máximo de 75 mg para las dos primeras dosis.

Ajuste de dosis para insuficiencia renal (CrCl <30 ml / minuto) *: Sin dosis de carga IV. Administrar 1 mg / kg por vía subcutánea cada 24 horas.

Dosis suplementaria en bolo intravenoso para pacientes que recibirán PCI después de> 1 dosis de enoxaparina terapéutica: 0,3 mg / kg si la última dosis de enoxaparina se administró entre 8 y 12 horas antes; ninguna dosis intravenosa suplementaria si la última dosis de enoxaparina fue dentro de las 8 horas; use UFH si la última dosis de enoxaparina fue hace más de 12 horas.

Dosificación de UFH: bolo IV de 60 a 100 unidades / kg hasta un máximo de 4000 unidades, seguido de una infusión IV de 12 unidades / kg por hora (máximo 1000 unidades por hora) ajustada para lograr un TTPa objetivo de aproximadamente 50 a 70 segundos (control de 1,5 a 2 veces). Dosificación de fondaparinux: 2,5 mg por vía intravenosa, seguido de 2,5 mg por vía subcutánea cada 24 horas. Este fármaco debe evitarse en CrCl <30 ml / minuto.

3. Para los pacientes que no reciben terapia de reperfusión, utilizamos enoxaparina o UFH.

Dosificación de enoxaparina: la misma dosis que para los pacientes tratados con fibrinólisis (consulte la sección 2 anterior).

Dosificación de UFH: bolo IV de 50 a 70 unidades / kg hasta un máximo de 5000 unidades, seguido de una infusión IV de 12 unidades / kg por hora ajustada para lograr un TTPa objetivo de aproximadamente 50 a 70 segundos (1,5 a 2 veces el control).

(O'Connor et al., 2015) (Pilgrim & Windecker, 2015) (Llancaqueo, 2017)
EVIDENCIA IA

Tratamiento agudo de angina inestable o sin STEMI:
Administre terapia antiplaquetaria (además de aspirina) a todos los pacientes:

1. Pacientes no tratados con un enfoque invasivo: Administre una dosis de carga de ticagrelor de 180 mg. Para estos pacientes que tienen un riesgo muy alto (p. Ej., Malestar isquémico recurrente, cambios dinámicos en el ECG o inestabilidad hemodinámica), considere agregar un inhibidor de GP IIb / IIIa (ya sea eptifibatida o tirofibán).

2. Para pacientes manejados con un enfoque invasivo: Administre una dosis de carga de ticagrelor de 180 mg en el momento de la presentación.

La dosis de carga de prasugrel de 60 mg se puede utilizar como alternativa si se administra después de una angiografía coronaria diagnóstica.
Para pacientes de 75 años o más, que pesen menos de 60 kg, o que hayan sufrido un accidente cerebrovascular o AIT, se prefieren ticagrelor o clopidogrel al prasugrel. El clopidogrel se puede administrar en una dosis de 300 a 600 mg, pero preferimos 600 mg. Para los pacientes con alto riesgo de hemorragia debido a un accidente cerebrovascular hemorrágico previo, hemorragia continua, diátesis hemorrágica o anemia o trombocitopenia clínicamente relevantes, una opción es clopidogrel 300 a 600 mg.

Para los pacientes tratados con un abordaje invasivo y que reciben bivalirudina, no recomendamos administrar de forma rutinaria un inhibidor de GP IIb / IIIa; para aquellos pacientes tratados con heparina y que son troponina-positivos, sugerimos agregar un inhibidor de GP IIb / IIIa (ya sea abciximab o eptifibatida) administrado después de la angiografía de diagnóstico. Para aquellos que se someten a un abordaje invasivo que tienen un riesgo muy alto (p. Ej., Malestar isquémico recurrente, cambios dinámicos del ECG o inestabilidad hemodinámica), consideramos agregar un inhibidor de GP IIb / IIIa antes de la angiografía diagnóstica (ya sea eptifibatida o tirofibán) o después del diagnóstico. angiografía (abciximab o eptifibatida).

Administre terapia anticoagulante en todos los pacientes:
1. Para los pacientes que se someten a un cateterismo urgente (dentro de las cuatro horas) o aquellos manejados con una estrategia invasiva temprana (angiografía dentro de las 4 a 48 horas), usamos heparina o bivalirudina. Preferimos el inicio de la heparina en el servicio de urgencias y el cambio a bivalirudina en el laboratorio de cateterismo.

Dosificación de UFH: bolo IV de 60 a 70 unidades / kg hasta un máximo de 5000 unidades, seguido de una infusión IV de 12 unidades / kg por hora ajustada para lograr un TTPa objetivo de aproximadamente 50 a 70 segundos (1,5 a 2 veces el control).

Dosis de bivalirudina: Si se administra bivalirudina en el servicio de urgencias, bolo IV de 0,1 mg / kg y una infusión de 0,25 mg / kg por hora antes de la angiografía. Si se realiza una ICP, se administra un bolo adicional de 0,5 mg / kg y se aumenta la velocidad de perfusión a 1,75 mg / kg por hora.

2. Para los pacientes que reciben un abordaje no invasivo, recomendamos fondaparinux o enoxaparina.

La enoxaparina es una alternativa a la HNF para los pacientes que no se someten a un abordaje invasivo temprano. No es necesaria una dosis de carga. La dosis es de 1 mg / kg por vía subcutánea cada 12 horas. Ajuste de dosis por insuficiencia renal (CrCl <30 ml / minuto): 1 mg / kg por vía subcutánea cada 24 horas.

Fondaparinux: 2,5 mg por vía subcutánea cada 24 horas. Este fármaco debe evitarse en pacientes con un CrCl <30 ml / minuto.

Evitación de la fibrinólisis: los ensayos prospectivos han demostrado que la terapia fibrinolítica no es beneficiosa en pacientes con síndrome coronario agudo (SCA) sin elevación del ST. No recomendamos el uso rutinario de agentes fibrinolíticos en pacientes con SCA sin elevación del ST.

Angiografía y revascularización inmediatas: los pacientes que tienen un SCA sin elevación del ST y una o más de las siguientes características tienen un riesgo extremadamente alto de sufrir un evento cardiovascular adverso a corto plazo:

●Inestabilidad hemodinámica o shock cardiogénico
●Disfunción grave del ventrículo izquierdo o insuficiencia cardíaca
●Angina de reposo recurrente o persistente a pesar del tratamiento médico intensivo
●Insuficiencia mitral nueva o que empeora o comunicación interventricular nueva
●Arritmias ventriculares sostenidas
Recomendamos que los pacientes con alguna de estas cinco características sean remitidos para una arteriografía coronaria inmediata y revascularización.
(O'Connor et al., 2015) (Task et al., 2020) EVIDENCIA IA

Estratificación temprana de riesgo:

La estratificación precoz del riesgo en pacientes con síndrome coronario agudo (SCA) es fundamental para identificar a los pacientes con mayor riesgo de episodios cardíacos adicionales que pueden beneficiarse de un enfoque terapéutico más agresivo. Los ensayos clínicos han identificado una serie de factores que predicen un alto riesgo y un beneficio de una estrategia invasiva temprana. Estos incluyen la presencia y extensión de la depresión del segmento ST, biomarcadores cardíacos elevados, evidencia de inestabilidad hemodinámica y dolor torácico persistente a pesar del tratamiento médico apropiado. Estas variables se han utilizado para crear puntuaciones de riesgo como TIMI, GRACE y PURSUIT. Utilizando un criterio de valoración de muerte o infarto de miocardio (IM) al año y el área bajo la curva de supervivencia (AUC), los tres tienen una buena capacidad predictiva, siendo GRACE algo mejor que PURSUIT y TIMI. Utilizando un criterio de valoración de muerte, infarto de miocardio o revascularización urgente a los 30 días y el análisis de AUC, los tres predictores fueron comparables con TIMI algo mejor que GRACE y PURSUIT.

Sin embargo, cabe señalar que los factores individuales en la puntuación de riesgo TIMI de siete puntos pueden conllevar más riesgo que otros, o ser más específicos para SCA que otros. Por ejemplo, la elevación de la troponina sérica y la depresión del segmento ST individualmente son marcadores de alto riesgo, independientemente de los otros factores de riesgo TIMI.

Puntuación de riesgo TIMI: el análisis de los datos de los ensayos TIMI 11B y ESSENCE encontró que siete variables en la presentación predecían independientemente el resultado en pacientes con angina inestable o un infarto de miocardio agudo sin elevación del ST; se asignó un valor de uno cuando un factor estaba presente y 0 cuando estaba ausente:

-Edad ≥65 años
-Presencia de al menos tres factores de riesgo de enfermedad coronaria (hipertensión, diabetes, dislipidemia, tabaquismo o antecedentes familiares positivos de infarto de miocardio temprano).
-Estenosis coronaria previa de ≥50 por ciento
-Presencia de desviación del segmento ST en el electrocardiograma de ingreso
-Al menos dos episodios de angina en las 24 horas anteriores
-Biomarcadores cardíacos séricos elevados
-Uso de aspirina en los siete días anteriores (que probablemente sea un marcador de enfermedad coronaria más grave)

Los pacientes se consideran de bajo riesgo con una puntuación de 0 a 2, riesgo intermedio con una puntuación de 3 a 4 y alto riesgo con una puntuación de 5 a 7.

Puntuación de riesgo GRACE: El cálculo GRACE utiliza ocho parámetros para predecir la muerte y el infarto de miocardio en el hospital y a los seis meses: edad, frecuencia cardíaca, presión arterial sistólica, creatinina, insuficiencia cardíaca congestiva Killip Clase, paro cardíaco, la desviación del segmento ST, y elevados marcadores cardíacos enzimáticos.
(Mol et al., 2020) (Task et al., 2020)

1. Battilana-dhoedt, J. A., Italiano, C. C., Gómez, N., & Centurión, O. A. (2020). Fisiopatología , perfil epidemiológico y manejo terapéutico en el síndrome coronario agudo Pathophysiology , epidemiological profile and therapeutic management in acute coronary syndrome. Mem. Inst. Investig. Cienc. Salud, 18(1), 84–96.
2. Becerra-Partida, E. N., Casillas-Torres, L., & Becerra-Álvarez, F. (2020). Prevalencia del síndrome coronario agudo en primer nivel de atención. Revista CONAMED, 25(1), 16–22. https://doi.org/10.35366/92891
3. Braunwald, E., & Morrow, D. A. (2013). Contemporary Reviews in Cardiovascular Medicine Unstable Angina Is It Time for a Requiem ? 2452–2457. https://doi.org/ 10.1161/CIRCULATIONAHA.113.001258
4. Chang, A. M., Fischman, D. L., & Hollander, J. E. (2018). Evaluation of Chest Pain and A cute Coronary Sy ndromes Chest pain Acute coronary syndrome Troponin Coronary CT angiography. Cardiology Clinics. https://doi.org/10.1016/ j.ccl.2017.08.001
5. Craig, B., & Matthew, R. (2017). Acute Coronary Syndrome: Diagnostic Evaluation. American Family Physician, 95(3), 170–177. https://www.aafp.org/afp/ 2017/0201/p170.html
6. Domínguez-Rodríguez, A., & Hernández-Vaquero, D. (2020). Síndrome coronario agudo: un diagnóstico siempre difícil en urgencias -la regla del 9-. Emergencias (Sant Vicenç Dels Horts), 3–4.
7. Fanaroff, A. C., Rymer, J. A., Goldstein, S. A., Simel, D. L., & Newby, L. K. (2015). Does this patient with chest pain have acute coronary syndrome?: The rational clinical examination systematic review. JAMA - Journal of the American Medical Association, 314(18), 1955–1965. https://doi.org/10.1001/jama.2015.12735
8. Glickman, S. W., Shofer, F. S., Wu, M. C., Scholer, M. J., Ndubuizu, A., Peterson, E. D., Granger, C. B., Cairns, C. B., Glickman, L. T., & Hill, C. (2008). Acute Ischemic Heart Disease Development and validation of a prioritization rule for obtaining an immediate 12-lead electrocardiogram in the emergency department to identify ST-elevation myocardial infarction. American Heart Journal, 163(3), 372–382. https:// doi.org/10.1016/j.ahj.2011.10.021
9. Koronarsyndrom, A. (2019). Biomarker in der Diagnostik kardiovaskulärer Notfälle. 564–570. https://doi.org/10.1007/s00108-019-0620-9
10. Llancaqueo, M. (2017). Manejo del síndrome coronario agudo en el paciente adulto mayor. 28(2), 291–300. https://doi.org/10.1016/j.rmclc.2017.04.018
11. Mani, A. J., Edep, M. E., & Brown, D. L. (2010). Pathophysiology of Acute Coronary Syndromes: Plaque Rupture and Atherothrombosis. In Cardiac Intensive Care (Third Edit). Elsevier Inc. https://doi.org/10.1016/ B978-1-4160-3773-6.10008-4
12. Mol, G. W. A. A. J. Q., Lemkes, C. C. J., & Damman, N. V. R. P. (2020). Recent developments in diagnosis and risk stratification of non-ST-elevation acute coronary syndrome. 28, 88–92. https://doi.org/10.1007/s12471-020-01457-3
13. O'Connor, R. E., Al Ali, A. S., Brady, W. J., Ghaemmaghami, C. A., Menon, V., Welsford, M., & Shuster, M. (2015). Part 9: Acute coronary syndromes: 2015 American Heart Association guidelines update for cardiopulmonary resuscitation and emergency cardiovascular care. Circulation, 132(18), S483–S500. https:// doi.org/10.1161/CIR.0000000000000263
14. Pilgrim, T., & Windecker, S. (2015). Syndrome coronarien aigu. Forum Médical Suisse – Swiss Medical Forum, 15(1415), 243–250. https://doi.org/10.4414/ fms.2015.02193
15. Task, A., Members, F., Chairperson, J. C., Thiele, H., Germany, C., Barthe, O., States, U., France, T. F., Gale, C. P., Kingdom, U., France, M. G., Germany, A. J., Ju, P., Israel, B. S. L., Germany, J. M., Rutten, F. H., & Germany, D. S. (2020). 2020 ESC Guidelines for the management of acute coronary syndromes in patients presenting without persistent ST elevation Tho Task Force for the management of acute coronary syndromes -segment elevation of. 1–79. https://doi.org/10.1093/ eurheartj/ehaa575

16. Thygesen, K., Alpert, J. S., Jaffe, A. S., Chaitman, B. R., Bax, J. J., Morrow, D. A., White, H. D., Mickley, H., Crea, F., Van De Werf, F., Bucciarelli-Ducci, C., Katus, H. A., Pinto, F. J., Antman, E. M., Hamm, C. W., De Caterina, R., Januzzi, J. L., Apple, F. S., Garcia, M. A. A., ... Windecker, S. (2019). Fourth universal definition of myocardial infarction (2018). *European Heart Journal, 40*(3), 237–269. https://doi.org/10.1093/eurheartj/ehy462

17. Ye, F., Winchester, D., Jansen, M., Lee, A., Silverstein, B., Stalvey, C., Khuddus, M., Mazza, J. J., & Yale, S. H. (2019). Assessing Prognosis of Acute Coronary Syndrome in Recent Clinical Trials: A Systematic Review. *17*(1), 11–19. https://doi.org/10.3121/cmr.2019.1433

Capítulo 2

CRISIS HIPERTENSIVA
Gabriela Mishel Bravo Freire

Introducción

La hipertensión arterial es un síndrome de causa heterogénea caracterizado por el incremento marcado de la presión arterial a rangos ≥ 140/90 mmHg. Su exacerbación es conocida como crisis hipertensiva, la cual es una causa muy común de atención en el servicio médico de primer nivel, las cuales pueden ser una auténtica emergencia hospitalaria responsable de un aumento de enfermedad y defunciones en los pacientes. Estas crisis han mostrado un aumento en incidencia marcado al pasar de los años. (Sobrino, 2016) La Joint National Committee (JNC) es la entidad más prestigiosa, en cuanto a temas relacionados con la hipertensión, el grupo de especialistas que forman parte de este grupo delimita a la crisis hipertensiva como una elevación de la presión arterial sistólica a >180 mmHg y una presión arterial diastólica >110 mmHg. (Arbe, 2018)

Clasificación

Se clasifican como urgencia, emergencia y falsa crisis hipertensiva.

Urgencia Hipertensiva:

Se entiende a la urgencia hipertensiva cuando el paciente cuenta con las cifras tensionales mencionadas sin provocar un daño a órgano blanco, por lo que estos pacientes pueden llegar con sintomatología muy dispersa como lo es un cuadro de cefalea, disnea o inclusive asintomáticos. En este estado se requiere que a través de medicación oral se reduzca gradualmente la presión arterial en las primeras 48 horas, impidiendo así la hipoperfusión tisular. (Xhignesse, 2018)

Emergencia Hipertensiva:

Por su contraparte, la emergencia hipertensiva se genera con las cifras arteriales anteriormente mencionadas, pero con un daño de manera aguda a un órgano blanco. En la emergencia hipertensiva el objetivo es que mediante la aplicación medicamentos intravenosos, se reduzca la presión en menos de una hora ya que se debe limitar el daño a órgano blanco (retina, riñón, cerebro y retina principalmente), ya que estos pueden ser irreversibles e inalterables. (Xhignesse, 2018)

Falsa Crisis Hipertensiva:

Varios autores alrededor del mundo mencionan una tercera clasificación, la cual es conocida como falsa crisis hipertensiva o como pseudo crisis hipertensiva. Ésta es determinada como un aumento súbito de la presión arterial (como en la urgencia y emergencia hipertensiva), pero debida a la acción del sistema simpático, ante una reacción aguda, como lo son: el dolor intenso, estados alterados de la conducta (ansiedad, pánico), uso de drogas (como cocaína, anfetaminas), estrés, de cafeína, actividad física intensa, etc. Estos pacientes se presentan sin síntomas (o con el cuadro clínico de la causa que la haya desencadenado) y sin daño a órgano diana. Una adecuada anamnesis, interrogatorio dirigido y exploración física es eficiente para hacer su diagnóstico. Es significativo el discernimiento de esta tercera clasificación, ya que en muchas ocasiones estos pacientes requieren algún tratamiento específico (dependiendo la causa de esta exacerbación de presión arterial) que secundariamente controle las cifras de presión arterial, o incluso, no requieran ningún tratamiento, ya que las cifras de presión arterial conseguirán valores fisiológicos cuando la consecuencia del estímulo agudo acabe. (Pierin, 2019)

Epidemiología
Los actuales estudios epidemiológicos indican que alrededor del 3% de todos los pacientes con hipertensión arterial, padecerán al menos una vez en su vida una crisis hipertensiva. Acorde a los últimos estudios epidemiológicos, se consideran que tres de cada mil habitantes asistirá al servicio de urgencias cada año por este padecimiento, y dentro de estos episodios las emergencias hipertensivas estarán presentes en un 25%, teniendo en cuenta que en el mundo existen más de un billón de personas con hipertensión arterial, estos datos se tornan impresionantes por el impacto en la morbimortalidad, calidad de vida y gastos en materia de salud pública que ocasionan. (Rodriguez, 2010)

La hipertensión arterial primaria es la causante del 95% de los diagnósticos de hipertensión, por lo que es más común tratar crisis hipertensivas en pacientes con este paciente (60% de todas las crisis) si se contrasta con la hipertensión arterial secundaria, aunque cabe resaltar que estos últimos también pueden presentarla, siendo el feocromocitoma y la hipertensión renovascular las que tienen una incidencia más significativa en estas crisis hipertensivas. Dentro de los factores de riesgo que más han sido reportados en una asociación con las crisis hipertensivas son: mal apego o dejar el tratamiento médico ambulatorio (causante del 50% de todas las crisis), sexo masculino, ser afroamericano, pacientes geriátricos, un índice de masa corporal mayor a 30, diagnóstico de insuficiencia renal, condición de evento cerebrovascular, uso de cocaína, tabaquismo activo y tener un nivel socioeconómico bajo (por la restricción al acceso a los recursos de salud), polifarmacia de medicamentos, antihipertensivos y diversos autores últimamente han acuñado en esta cuantificación el padecer un desorden somatomorfo, (trastorno que contiene síntomas físicos de los que no existe una definición científica que los justifique), no obstante, son capaces de generar en el paciente un desequilibrio en su desempeño laboral o social. (Muiesan, 2016)

Fisiopatología

Varios autores mencionan la fisiopatología de esta crisis hipertensiva como desconocida, pero tras varias investigaciones se sabe que se cuenta con un factor pivote que produce un aumento súbito de la presión arterial, en respuesta el cuerpo lleva a cabo mecanismos compensatorios que concluyen en la formación de especies reactivas de oxígeno y un aumento de las resistencias vasculares sistémicas. Debido a esta acentuación tan brusca de la presión, se produce una inflamación (derivada del estiramiento capilar) capaz de provocar una disfunción endotelial mediada por citocinas, endotelina 1 y moléculas de adhesión. Esta disfunción endotelial genera la producción de sustancias vasodilatadoras (como lo es el óxido nítrico), se propicia un aumento de las resistencias vasculares sistémicas de forma irreversible, desarrollo de la cascada inflamatoria, incremento de la permeabilidad vascular. El incremento de la tensión arterial procedente de esta vasoconstricción puede propiciar aumento de la natriuresis, un consecuente estado de hipovolemia, una alza en la coagulación, aumento de adhesión plaquetaria, y bloqueo de la fibrinólisis, lo que culminará en la producción de necrosis fibrinoide arteriolar por el depósito fibrina, que favorecerá una pérdida más recalcada de la función autorreguladora vascular, concluyendo en un daño endotelial, vasoconstricción y descarga de sustancias vasoactivas como vasopresina, catecolaminas, endotelina o la misma renina; que terminarán provocando aún más vasoconstricción y así crear un círculo vicioso que finaliza en un período de hipoperfusión y una consecuente isquemia. (Taylor, 2015)

Cuadro clínico

El cuadro clínico está dado por: cefalea, dolor a nivel torácico, cuadro de disnea, edema, astenia, puede haber epistaxis e incluso convulsiones, pérdida del estado de alerta, alteraciones motoras y sensitivas. Aunque se debe de tener en cuenta que el cuadro clínico característico de esta patología es derivado de la lesión a órgano diana, por lo que dependiendo a que nivel sea la lesión será la sintomatología esperada. (Zidek, 2019)

Es necesario considerar el contexto integral del paciente, ya que en aquellos con hipertensión arterial de larga evolución son capaces de sobrellevar la presión arterial elevada sin ninguna sintomatología, y por el otro lado pacientes jóvenes pueden tener daño a órgano blanco de manera más vertiginosa. Varios estudios han reportado que el motivo de demanda de atención médica varía dependiendo de si el paciente se encuentra en una emergencia o urgencia hipertensiva. Así también, existen informaciones que indican que la sintomatología más común en los pacientes con urgencias son: la cefalea (22%), epistaxis (17%), astenia (10%), variaciones motoras o sensitivas (10%), dolor torácico opresivo

(9%) y cuadros de disnea (9%). Mientras que en las emergencias, al existir un daño a órgano blanco, los síntomas por los que acuden a atención médica son: dolor torácico opresivo persistente (27%), el cuadro marcado y súbito de disnea (22%) y las alteraciones del estado de alerta (21%). (Zidek, 2019)

El cuadro clínico en casos especiales son: 1) Pacientes con dolores súbitos de gran vigor a nivel de línea media torácica, que se irradia a zona lumbar o abdomen, puede deberse a una disección aórtica. 2) Pacientes que presenten un cuadro de cefalea persistente, alteración del estado de alerta, y muy característicamente una retinopatía, papiledema y otras alteraciones neurológicas son muy sugestivos de un cuadro de encefalopatía hipertensiva. 3) A su vez un cuadro con diaforesis profusa, temblor progresivo constante, taquicardia marcada, podría ser un indicio de un posible feocromocitoma. 4) Una piel que ha tenido atrofia, adelgazada, incremento rápido y abrupto de peso, indicarían descartar un síndrome de Cushing. (Sapolnik, 1999)

Diagnóstico
A través de los años han existido una serie de organismos y sociedades que han presentado parámetros diagnósticos para el análisis de la crisis hipertensiva. Entre las más destacadas se hallan:

A. **Guía Europea de las Sociedades de Hipertensión Arterial y Cardiología:** Se considera crisis hipertensiva como una elevación brusca de la tensión arterial con cifras > 180/120 mmHg.

B. **Sociedad Española de Hipertensión Arterial:** Aquí el punto de corte es más permisivo con los pacientes, ya que los parámetros establecidos aquí son cifras tensionales > 210/120 mmHg.

C. **Seventh Report of the Joint National Committee on Prevention, Detection, Evaluation and Treatment of High Blood Pressure**: Popular por sus siglas como JNC7, es el consenso mundialmente aceptado para la práctica clínica alrededor del mundo, donde se da el punto de corte en cifras >180/120 mmHg. Si bien hay un nuevo consenso de este comité (JNC 8), en éste no se innova ningún cambio en los parámetros tensionales para el diagnóstico, sólo se hacen modificaciones en el tratamiento, por lo que el JNC 7 sigue siendo el documento base para la definición y diagnóstico de crisis hipertensiva.

El diagnóstico de las crisis hipertensivas se ejecuta mediante tres segmentos, la historia clínica, la exploración física y la confirmación con estudios complementarios. (Ipek, 2017)

1) Historia clínica: la misma que debe ser rápida, concisa y dirigida, para que permita al médico realizar la terapéutica lo más rápido y eficaz posible. Dentro de ésta, toma importancia un examen detallado, si el paciente ya era conocido como hipertenso abordando su tiempo de evolución, tratamiento, cifras tensionales habituales, seguimiento adecuado del tratamiento. Se debe indagar sobre la fecha en la que comenzaron los síntomas que lo acarrearon a venir a la consulta médica y el progreso de los mismos. Inquirir de forma dirigida sobre los antecedentes que tenga el paciente, es importante conocer si cuenta con comorbilidades (diabetes, obesidad, insuficiencia cardiaca, insuficiencia renal, asma, EPOC, etc.), factores de riesgo cardíacos (tabaquismo, uso de drogas, alcoholismo, cocaína), dieta (consumo de sal), hacer interrogaciones encaminadas a buscar una afección de órgano blanco y consumo de medicamentos que eleven la presión arterial (esteroides, anticonceptivos, eritropoyetina, inhibidores de la MAO, etc.). Abordar los antecedentes heredo familiares más relevantes, preguntando sobre la carga genética que tiene acerca de hipertensión arterial, de familiares con dislipidemias, obesidad, patologías cardiovasculares. Por último, averiguar dirigidamente si presenta algún síntoma de los mencionados en el apartado de cuadro clínico. (Ipek, 2017)

2) Exploración física: Se debe medir la presión arterial en ambos brazos, calcular el índice de masa corporal, perímetro abdominal, hacer una exploración sistemática céfalo caudal: Exploración neurológica (variaciones sensitivas o motoras muestran que el órgano diana afectado es el encéfalo), oftalmoscopia (examinar datos de retinopatía hipertensiva: hemorragias, papiledema, exudados), palpación de cuello (soplo carotídeo es característico de estenosis aórtica, palpar tiroides y ganglios), cardíaca (descartar soplos, ruido de galope, etc.), pulmonar (descartar edema pulmonar si el paciente tiene crépitos y cuadro de disnea), abdominal (un soplo abdominal es un indicio clínico de coartación aórtica o hipertensión renovascular, detectar alguna masa puede orientar a pensar en un aneurisma o poliquistosis renal), evaluar lesiones cutáneas (ya que las estrías cutáneas son características del síndrome de Cushing), se evalúa el pulso y presencia de edema en extremidades torácicas y pélvica (ya que hay un retraso característico en el pulso en extremidades torácicas en comparación a las pélvicas en coartación aórtica). (Ipek, 2017)

3) Pruebas de laboratorio e imagen: En cualquier crisis hipertensiva, el abordaje general para detectar daño a órgano blanco debe incluir los siguientes estudios de laboratorio: Biometría hemática (valoración de una posible anemia hemolítica microangiopática), química sanguínea (creatinina, glucosa, urea y ácido úrico), electrolitos séricos (sodio, potasio y calcio) y examen general de orina (evaluación de hematuria y y proteinuria). Algunos escritores exhortan a la cuantificación de catecolaminas (valores anormales son sugestivas de estrés intenso, ansiedad o incluso un feocromocitoma) y aldosterona (evaluación hiperaldosteronismo). (Ipek, 2017)

Para la crisis hipertensiva se requiere un abordaje integral, el resto de estudios se pedirán de acuerdo a la sospecha clínica del cuadro, por ejemplo se solicita los marcadores cardíacos CPK, CPK MB y troponina I (fundamentalmente ante la sospecha de un síndrome coronario agudo, una gasometría arterial (útil en sospecha de insuficiencia cardiaca y edema agudo pulmonar), tomografía de cráneo (si se sospecha al encéfalo como órgano de choque, se valora el edema, hemorragia, infarto), ecocardiograma (si se piensa en una disfunción del corazón), tomografía abdominal (si se busca un aneurisma aórtico), una arteriografía. (Ipek, 2017)

Tratamiento
Urgencia hipertensiva: En relación a este subtipo, al no haber un daño a órgano blanco, no hay necesidad de reducir tan violentamente la presión arterial, ya que se podría provocar un cuadro isquémico (tanto cardíaco como cerebral) a causa de un tratamiento brusco. (Brathwaite, 2019)

El objetivo es bajar la presión arterial media un 20%, entre 24 - 48 horas. Para conseguir esto se exhorta ubicar al paciente en un decúbito supino, y proporcionar hasta 10 minutos de reposo, en caso de presentar un cuadro de ansiedad o nerviosismo ante su situación clínica se puede valorar una benzodiacepina con el fin ansiolítico Se debe indagar si el paciente ya estaba tomando un tratamiento antihipertensivo, ya que, de ser así, éste debe iniciarse de inmediato y ajustar la dosis, incluso agregar nuevos fármacos, para llevarlo a rangos fisiológicos de presión. De no estar bajo un tratamiento antihipertensivo, se debe manejar un fármaco cuya acción sea lenta, para evitar propiciar una isquemia en órganos sensibles, como lo que pasaba tras administrar nifedipino sublingual. Se puede utilizar cualquier medicamento antihipertensivo de acción lenta, de la gran variedad de familias en esta situación clínica, aunque las ultimas investigación concuerdan en que el captopril es el abordaje ideal. Captopril es un inhibidor del ECA, por lo que disminuye las concentraciones de angiotensina II, disminuyendo la actividad vasopresora y secreción reducida de aldosterona. Su presentación es en ampolleta 25 mg vía oral o sublingual. Se estima un inicio de su acción en la primera media hora, hasta un máximo de hora y media, llegando a durar su acción hasta por seis horas. Esta dosis puede repetirse cada 30 minutos (dosis máxima 100 mg) si no se lograra el objetivo terapéutico con la primera administración. Los expertos mencionan que, de no ceder ante esta recomendación, se tendrá que hacer un abordaje por vía parenteral. En caso contrario, que se logre reducir el 20% de la presión arterial media con la que llegó, se da un tratamiento ambulatorio. El objetivo nunca será llevar la presión arterial a valores normales (120/80 mmHg) si no reducir la basal del paciente en un 20%. (Brathwaite, 2019)

Emergencia hipertensiva: En esta situación al haber una afectación a órgano blanco, es imprescindible reducir más rápido la presión arterial, impidiendo así una lesión aún mayor. Por lo que aquí la presión basal del paciente debe reducirse en un 25% en un período de 1 hora (algunos autores mencionan hasta 2 horas como máximo). Cabe recalcar que hay situaciones especiales, como la disección aórtica, donde por el estado clínico subyacente el tratamiento deberá ser aún más rápido, por lo que el abordaje es desde el inicio por vía parenteral. Ya que estos pacientes cuentan con una lesión directa orgánica, en necesario realizar el protocolo ABC para garantizar un adecuado soporte vital, y de este modo asegurar una vía aérea permeable, oxigenoterapia, monitorización continua de la presión arterial (en los dos brazos), toma de electrocardiograma, canalización de una vía periférica, sondaje vesical, valoración de estado de alerta. (Brathwaite, 2019)

Fármacos:
Los autores y expertos recomiendan el uso de los siguientes fármacos por su accesibilidad, popularidad fácil control, aunque se recalca que el abordaje farmacológico debe ser específico para cada paciente.

Furosemida: Es un diurético de asa, que bloquea el sistema de transporte Na + K + Cl - en la rama ascendente del asa de Henle, aumentando la excreción de Na, K, Ca y Mg. Su presentación es en ampolleta de 20 mg, se suministra una ampolleta por vía parenteral, cada media hora si no se llega al objetivo terapéutico. Este fármaco es de principal utilidad cuando se sospecha de una insuficiencia cardíaca o edema agudo pulmonar. (Wani- Parekh, 2017)

Labetalol: Es un beta bloqueador de receptores alfa adrenérgicos arteriales periféricos y bloqueo concurrente de receptores ß-adrenérgicos. Su presentación es en ampolleta de 100 mg en 20 ml, se administra un bolo de tan solo 20 mg cada cinco minutos, de manera lenta, hasta alcanzar el objetivo terapéutico o hasta terminarse la ampolleta. Así mismo, se puede realizar un infusión de 200 mg en 200 ml de solución glucosada al 5% en una dosis de 30-140 ml/h, teniendo como límite la administración de 300 mg. Por su mecanismo de acción, este fármaco está contraindicado en pacientes con antecedentes de enfermedad obstructiva crónica, asma, insuficiencia cardiaca sistólica o un bloqueo cardiaco (2do o 3er grado principalmente). (Wani- Parekh, 2017)

Nitroglicerina: Funciona como un dilatador potente del músculo liso vascular, conduciendo a una disminución de la precarga cardíaca. Su presentación es en ampolleta de 5 mg en 5ml o 50 mg en 10 ml. La infusión se prepara con 25 mg en 250 ml de solución glucosada al 5%, a una dosis de 21 ml/h. La evidencia clínica fortalece su uso en pacientes con insuficiencia cardiaca, edema agudo pulmonar y cardiopatía isquémica. (Wani- Parekh, 2017)

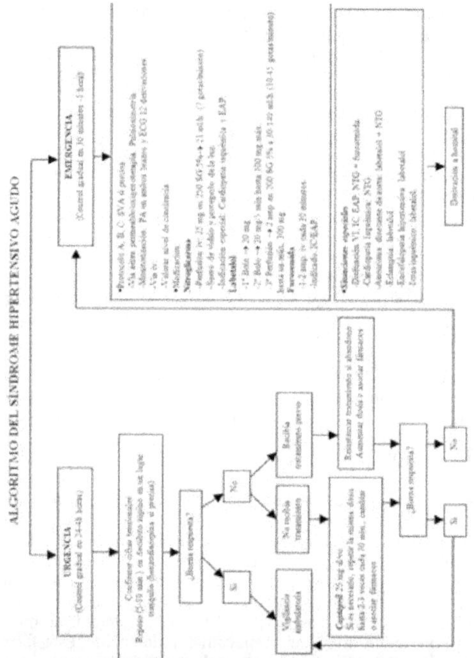

Figura 1. *"Algoritmo del Síndrome Hipertensivo Agudo", Urgencias y Emergencias Hipertensivas, Chayán Zas, 2010.*

Presentaciones clínicas de la emergencia hipertensiva:
Encefalopatía hipertensiva: Caracterizado por cursar con una alteración neurológica de manera difusa, llegando incluso estado de coma, causado por que la presión arterial elevada vence la autorregulación del flujo cerebral, provocando un edema cerebral severo. Su tratamiento es a base de nitroprusiato. (Wani-Parekh, 2017)

Accidente cerebrovascular agudo: La crisis hipertensiva puede ser procedente o causal del accidente cerebro vascular. Un tratamiento agresivo puede ser mortal por la hipoperfusión cerebral que causaría. Sólo se indica nitroprusiato a pacientes con > 200/130 mmHg. (Wani- Parekh, 2017)

Síndrome coronario agudo: Se debe explorar la historia clínica, exploración física, electrocardiograma y enzimas cardíacas para dar un diagnóstico exacto. Se debe bajar de manera gradual la presión arterial de modo que no se comprometa la perfusión coronaria. El tratamiento requiere nitroglicerina parenteral, teniendo como meta una presión diastólica <100 mmHg. Como segunda opción se hallan los beta bloqueadores, y calcio antagonistas. En procesos refractarios a tratamiento médico se aborda con nitroprusiato. (Wani-Parekh, 2017)

Edema agudo de pulmón: Por el incremento de las resistencias vasculares que propicia una falla ventricular izquierda. Se trata con nitroprusiato, morfina, origen y furosemida, con el objetivo de disminuir la postcarga ventricular. (Wani-Parekh, 2017)

Aneurisma disecante de aorta: Diferenciada por dolor opresivo en tórax, irradiado a la espalda, brazos y abdomen, con una asimetría en pulsos periféricos, con la presencia de soplos abdominales, variaciones en el estado del sistema nervioso central e inclusive disfunción aórtica. En la radiografía de tórax es particular un mediastino ensanchado, y se corrobora con una tomografía. El abordaje terapéutico se hace con nitroprusiato y propanolol. (Wani Parekh, 2017)

Eclampsia: Mujer previamente normotensa, con hipertensión, proteinuria, convulsiones, edema a partir de la semana 20 de gestación. El tratamiento es mediante hidralazina como primera opción, o bien se puede usar calcio antagonistas. (Wani-Parekh, 2017)

1. Sobrino Martínez, J., Doménech Feria-Carot, M., Morales Salinas, A., & Coca Payeras, A. (2016). Crisis hipertensivas: urgencia y emergencia hipertensiva [Hypertensive crisis: urgency and hypertensive emergency]. Medwave, 16(Suppl4), e6612. https://doi.org/10.5867/medwave.2016.6612

2. Arbe, G., Pastor, I., & Franco, J. (2018). Diagnostic and therapeutic approach to the hypertensive crisis. Aproximación diagnóstica y terapéutica de las crisis hipertensivas. Medicina clinica, 150(8), 317–322. https://doi.org/10.1016/j.medcli.2017.09.027

3. Xhignesse, P., Krzesinski, F., & Krzesinski, J. M. (2018). Les crises hypertensives [Hypertensive crisis]. Revue medicale de Liege, 73(5-6), 326–332. https://pubmed.ncbi.nlm.nih.gov/29926574/

4. Pierin, A., Flórido, C. F., & Santos, J. D. (2019). Hypertensive crisis: clinical characteristics of patients with hypertensive urgency, emergency and pseudocrisis at a public emergency department. Einstein (Sao Paulo, Brazil), 17(4), eAO4685.

5. Rodriguez, M. A., Kumar, S. K., & De Caro, M. (2010). Hypertensive crisis. Cardiology in review, 18(2), 102–107. https://doi.org/10.1097/CRD.0b013e3181c307b7

6. Muiesan, M. L., Salvetti, M., Amadoro, V., di Somma, S., Perlini, S., Semplicini, A., Borghi, C., Volpe, M., Saba, P. S., Cameli, M., Ciccone, M. M., Maiello, M., Modesti, P. A., Novo, S., Palmiero, P., Scicchitano, P., Rosei, E. A., Pedrinelli, R., & Working Group on Hypertension, Prevention, Rehabilitation of the Italian Society of Cardiology, the Societa' Italiana dell'Ipertensione Arteriosa (2015). An update on hypertensive emergencies and urgencies. Journal of cardiovascular medicine (Hagerstown, Md.), 16(5), 372–382. https://doi.org/10.2459/JCM.0000000000000223

7. Taylor D. A. (2015). Hypertensive Crisis: A Review of Pathophysiology and Treatment. Critical care nursing clinics of North America, 27(4), 439–447. https://doi.org/10.1016/j.cnc.2015.08.003

8. Zidek W. (2019). V. a. hypertensive Krise [Hypertensive crisis]. MMW Fortschritte der Medizin, 161(4), 41–42. https://doi.org/10.1007/s15006-019-0225-1

9. Sapolnik, R. "Crise hipertensiva" [Hypertensive crisis]. Jornal de pediatria vol. 75 Suppl 2 (1999): s207-13. https://pubmed.ncbi.nlm.nih.gov/14685467/

10. Ipek, E., Oktay, A. A., & Krim, S. R. (2017). Hypertensive crisis: an update on clinical approach and management. Current opinion in cardiology, 32(4), 397–406. https://doi.org/10.1097/HCO.0000000000000398

11. Brathwaite, L., & Reif, M. (2019). Hypertensive Emergencies: A Review of Common Presentations and Treatment Options. Cardiology clinics, 37(3), 275–286. https://doi.org/10.1016/j.ccl.2019.04.003

12. Chayán Zas ML, Gil Teijeiro J, Moliner de la Puente JR, Ríos Rey MT, Castiñeira Pérez MdC, González Paradela C, et al. Urgencias y Emergencias Hipertensivas. Cad Aten Primaria. 2010; 17. http://www.agamfec.com/wp/wp-content/uploads/2014/09/17_3_Para_saber_de.pdf

13. Wani-Parekh, P., Blanco-Garcia, C., Mendez, M., & Mukherjee, D. (2017). Guide of Hypertensive Crisis Pharmacotherapy. Cardiovascular & hematological disorders drug targets, 17(1), 52–57 https://doi.org/10.2174/1871529X16666161220142020

Capítulo 3

SÍNCOPE

Andrey Freire Pulla

Introducción

El síncope se define como la pérdida transitoria y autolimitada de la conciencia, que ocurre como consecuencia de una hipoperfusión cerebral global transitoria, caracterizada por un inicio rápido, corta duración (usualmente menos de 20 segundos), reincorporación completa, espontánea y sin déficit neurológico. (Uribe, Baranchuk, y botero, 2016)

Incidencia. - Los estudios sobre el síncope informan tasas de prevalencia de hasta el 41%, y el síncope recurrente ocurre en el 13,5%. En una muestra representativa de 1.925 residentes seleccionados al azar del condado de Olmsted, MN, con una edad media de 62 años (todas las edades> 45 años), 364 informaron de un episodio de síncope en su vida; la prevalencia estimada de síncope fue del 19%. Las mujeres informaron una mayor prevalencia de síncope (22% versus 15%, p <0,001) (Shen W-K, et al. 2017). La incidencia sigue una distribución trimodal en ambos sexos, con el primer episodio común alrededor de los 20, 60 u 80 años de edad y el tercer pico ocurre entre 5 y 7 años antes en los hombres. El síncope reflejo fue el más común (21%), seguido del síncope cardíaco (9%) y la hipotensión ortostática (OH) (9%), con la causa del síncope desconocida en el 37%. En pacientes con IC de clase III-IV de la New York Heart Association, el síncope está presente en el 12% al 14% de los pacientes. (Shen W-K, et al. 2017)

Fisiopatología. - Al no tener una única etiología y por ende los eventos sincopales van a tener diferentes características fisiopatológicas, cada una se irán detallando en su apartado correspondiente.

Clasificación. - La clasificación del síncope dependerá de las enfermedades de base, del mecanismo fisiopatológico o de la respuesta hemodinámica observada durante la prueba de ortostatismo. Es así como se pueden reconocerse 3 grandes grupos: (Uribe, Baranchuk, y botero, 2016)

1. Síncope reflejo o neuralmente mediado
2. Síncope ortostático
3. Síncope de origen cardiovascular

Diagnóstico clínico:

En la mayoría de los casos se puede definir la etiología del síncope durante la evaluación médica siempre y cuando nos apegamos estrictamente a las definiciones de los grupos y sus variantes.

Diagnóstico del síncope

Si hay sospecha de perdida transitoria de la conciencia (PTC) de origen sincopal, la evaluación diagnóstica inicial debe incluir:

- Historia clínica detallada sobre los ataques previos y el actual, así como el relato de testigos presenciales, en persona o mediante entrevista telefónica.
- Exploración física que incluya mediciones de la presión arterial en decúbito supino y de pie.
- Electrocardiograma (ECG).

Según los resultados de estas pruebas, pueden realizarse exploraciones adicionales cuando se considere necesario. (Brignole-Michele, 2018)

Síncope reflejo o neuralmente mediado
Es el tipo más común, y representa los dos tercios de los casos, estos episodios generalmente son precedidos por malestar, diaforesis, náuseas, palpitaciones, síntomas abdominales y visión en túnel. Usualmente, el síncope vagal no ocurre en posición supina, aunque sí puede aparecer mientras el paciente está sentado. (Síncope: *etiología y abordaje diagnóstico* 2017)

Se refiere a aquellas condiciones resultantes del fracaso intermitente en el mecanismo de regulación de la circulación. Consecuentemente tendremos como resultado hipotensión por vasodilatación (vasodepresor) y/o bradicardia(cardioinhibitorio), pero también pueden presentarse juntas. Dependiendo el desencadenante el síncope reflejo podrá ser:

- Vasovagal (mediado por emociones o estrés ortostático)
- Situacional (desencadenado por tos, micción, defecación, risa, deglución, ver sangre o Venopunción, etcétera)
- Por hipersensibilidad del seno carotídeo (desencadenado por estimulación mecánica del seno carotídeo) (Uribe, Baranchuk, y botero, 2016)

Para D.Egas (comunicación personal, 25 de octubre del 2020) es importante socializar un video sobre el síncope vasovagal a todos los pacientes, sobre todo aquellos que han sufrido un episodio sincopal, link en la bibliografía.

Síncope ortostático
Explica el 10% de los casos de síncope y es la causa más común de síncope en pacientes añosos El mecanismo fisiopatológico radica en la acumulación, al incorporarse, de un 25% del volumen sanguíneo corporal en las venas de la pelvis y los miembros inferiores, lo que reduce el retorno venoso. El diagnóstico de hipotensión ortostática requiere el

l descenso de al menos 20 mm Hg en la presión arterial sistólica, o de 10 mm Hg en la presión arterial diastólica, después de entre 30 segundos y 5 minutos del acto de pararse. (Síncope: etiología y abordaje diagnóstico 2017)

Síncope de origen cardiovascular
Puede producirse por trastornos del ritmo (taquiarritmias, bradiarritmias o canalopatías) o por patologías estructurales. Las arritmias representan la causa más frecuente de síncope cardíaco, donde las más asociadas son: las formas más severas de bloqueo AV (bloqueo AV 2° Mobitz II, bloqueos avanzados y bloqueo AV completo). Las enfermedades del nodo sinusal (pausas sinusales y bloqueos sinoauriculares) son otra causa que se deberá tener en cuenta. Las patologías estructurales obstructivas (estenosis aórtica subvalvular, cardiomiopatía hipertrófica obstructiva, embolismo pulmonar, mixoma auricular y enfermedades pericárdicas) y la disección aórtica, la hipertensión pulmonar severa y el robo de subclavia se deberán tener presentes según los hallazgos clínicos y ecocardiográficos. (Uribe, Baranchuk, y Botero, 2016)

Bajo la sospecha de síncope cardiaco es preciso nombrar las situaciones o patologias que sugieren altamente dicha etiologia, por lo que se sugiere revisarlas y de esta forma complementar el estudio sincopal de origen cardiologico (Gráfico 1)

Cabe indicar que las causas más comunes de pérdida transitoria de la conciencia no inducidas por hipoperfusión cerebral global son la epilepsia, la hipoglicemia severa en diabéticos que colocan insulina o hipoglicemiantes orales, el accidente cerebrovascular que involucra la circulación vertebrobasilar, la intoxicación por monóxido de carbono, la migraña y algunas patologías siquiátricas, como los trastornos de ansiedad y el pánico, la depresión y la hiperventilación. Ninguna de estas últimas cumple con la definición de síncope y por lo tanto hoy se consideran como causas de pérdida transitoria de la conciencia (PTC) no sincopales. (Uribe, Baranchuk, y botero, 2016)

Pacientes de alto y bajo riesgo :
Al valorar a un paciente con síncope es importante diferenciar entre los pacientes con y sin cardiopatía estructural. Criterios considerados de riesgo, en general coinciden con los datos que probablemente indican síncope cardiogénico, de este modo podemos clasificar los pacientes de alto y bajo riesgo (E.Guarda, s.f.).

Pacientes de bajo riesgo tienen muy poca probabilidad de tener un síncope cardiogénico y en la mayor parte de casos de síncope suscitados poco frecuentemente, más la característica de tratarse de un paciente joven, no suelen necesitar exploraciones adicionales (E.Guarda, s.f.).

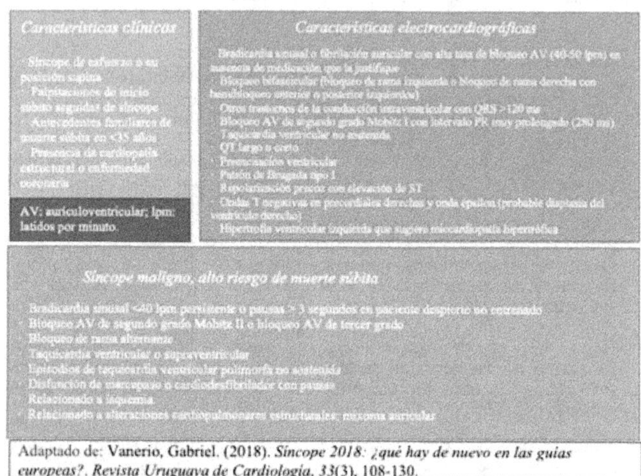

Adaptado de: Vanerio, Gabriel. (2018). *Síncope 2018: ¿qué hay de nuevo en las guías europeas?. Revista Uruguaya de Cardiología, 33(3)*, 108-130.

Gráfico 1: Características clínicas y electrocardiográficas que sugieren síncope cardíaco o potencialmente maligno.

Pacientes de alto riesgo deben ser valorados inmediatamente ya que puede tratarse de una arritmia grave que de repetirse podría significar un riesgo vital importante, o puede que el síncope nos revele una cardiopatía desconocida. Si no se confirma claramente una arritmia o se descarta una cardiopatía grave, puede continuar el estudio de estos pacientes de manera ambulatoria (E.Guarda, s.f.)

Estudios diagnósticos:
Debido al amplio y en ciertas circunstancias complejo abordaje del síncope, se intenta dar un acercamiento en la sospecha y conducta para el médico general frente a dicho tema, por lo que se incentiva a la revisión de las guías de práctica clínica, su profundización y de ser necesario oportuna referencia al especialista.

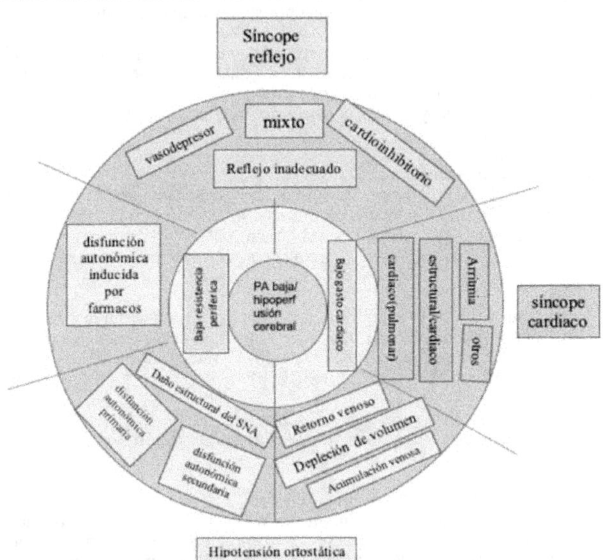

Adaptado de: Michele Brignole, Ángel Moya, Frederik J. de Lange, Jean-Claude Deharo, Perry M. Elliott, Alessandra Fanciulli, Artur Fedorowski, Raffaello Furlan, Rose Anne Kenny, Alfonso Martín, Vincent Probst, Matthew J. Reed, Ciara P. Rice, Richard Sutton, Andrea Ungar y J. Gert van Dijk (2018). Guía ESC 2018 sobre el diagnóstico y el tratamiento del síncope. volume 71, issue 10, October 2018, Pages 837.e1-837.e92

Figura 2: Bases fisiopatológicas de la clasificación del síncope. (HO: hipotensión ortostática; PA: presión arterial; SNA: sistema nervioso autónomo)

Estudios de tolerancia ortostática
Este estudio busca evaluar la respuesta al cambio de postura pasando de decúbito supino a bipedestación, y son:

Prueba de inclinación
La prueba de inclinación (PI) sirve para mostrar una tendencia a la hipotensión más que para un estudio diagnóstico de síncope vasovagal.

Una respuesta positiva cardioinhibitoria durante la PI pronostica en un alto porcentaje la presencia de síncope espontáneo asistólico. Este hallazgo tiene relevancia para considerarse las terapias con marcapasos.

Durante se realiza esta prueba se recomienda grabar en video el episodio sincopal, con el objetivo de documentar y analizar el tipo de movimientos, cantidad y duración. Hay ocasiones en que es complejo diferenciar entre crisis convulsivas y síncope con movimientos anormales. (Vaneiro-Gabriel, 2018)

Pseudosíncope psicógeno

Es una condición relativamente común (aproximadamente 5%-20% de las consultas). Es más frecuente en mujeres jóvenes que muestran patrones frecuentes incluso varios en el mismo día. El interrogatorio es fundamental, debiendo incluir: frecuencia, circunstancias e inicio de los episodios.

La PI es muy útil en el pseudosíncope psicógeno, ya que durante la prueba el patrón hemodinámico no tiene alteraciones, a pesar de que el paciente parece perder el conocimiento. Este tipo de síncope a menudo se asocia con abuso sexual. (Vaneiro-Gabriel, 2018)

Monitoreo ambulatorio de la presión arterial
no ha demostrado demasiada utilidad en comparación con las medidas rutinarias de PA en el consultorio.

Estudios de función autonómica básicos

Hiperventilación o respiración profunda. en condiciones fisiológicas el ritmo cardiaco aumenta durante la inspiración profunda y disminuye durante la espiración. Se puede utilizar el índice espiración/inspiración, cuyo valor normal es mayor a 15 pm en sujetos sanos de más de 50 años. La ausencia o la abolición de esta variación es sugestiva de disfunción parasimpática. (Vaneiro-Gabriel, 2018)

Exámenes complementarios:

Exámenes básicos	En casos específicos
• Exploración física	• Masaje del seno carotídeo
• Medición de signos vitales	• Ecocardograma
• ECG	• Holter de arritmias
• Hemograma	• Tilt test
• Glicemia	• Estudio electrofisiológico
• Función renal y ELP	• TAC y/o RNM cerebral
	• Electroencefalograma

Adaptado de: Guarda. Eduardo, Fajuri. Alejandro (s.f). Libro de cardiología/sincope/ examenes de exploración www.cardiologiapregradodesa.uc.cl

hallazgo tiene relevancia para considerarse las terapias con marcapasos.

Durante se realiza esta prueba se recomienda grabar en video el episodio sincopal, con el objetivo de documentar y analizar el tipo de movimientos, cantidad y duración. Hay ocasiones en que es complejo diferenciar entre crisis convulsivas y síncope con movimientos anormales. (Vaneiro-Gabriel, 2018)

Pseudosíncope psicógeno

Es una condición relativamente común (aproximadamente 5%-20% de las consultas). Es más frecuente en mujeres jóvenes que muestran patrones frecuentes incluso varios en el mismo día. El interrogatorio es fundamental, debiendo incluir: frecuencia, circunstancias e inicio de los episodios.

La PI es muy útil en el pseudosíncope psicógeno, ya que durante la prueba el patrón hemodinámico no tiene alteraciones, a pesar de que el paciente parece perder el conocimiento. Este tipo de síncope a menudo se asocia con abuso sexual. (Vaneiro-Gabriel, 2018)

Monitoreo ambulatorio de la presión arterial
no ha demostrado demasiada utilidad en comparación con las medidas rutinarias de PA en el consultorio.

Estudios de función autonómica básicos

Hiperventilación o respiración profunda. en condiciones fisiológicas el ritmo cardiaco aumenta durante la inspiración profunda y disminuye durante la espiración. Se puede utilizar el índice espiración/inspiración, cuyo valor normal es mayor a 15 pm en sujetos sanos de más de 50 años. La ausencia o la abolición de esta variación es sugestiva de disfunción parasimpática. (Vaneiro-Gabriel, 2018)

Exámenes complementarios:

Masaje del seno carotídeo

El masaje del seno carotídeo (MSC) se debe realizar en pacientes mayores de 40 años con síncope compatible con un mecanismo reflejo. El desarrollo de una pausa de más de 3 segundos o una caída de la PA sistólica de más de 50 mmHg se conoce como hipersensibilidad del seno carotídeo. La hipersensibilidad al masaje del seno carotídeo es excepcional en pacientes menores de 40 años. (Vaneiro-Gabriel, 2018)

Tabla 1

Recomendación	clase/nivel
El MSC está indicado para pacientes mayores de 40 años con síncope de causa desconocida compatible con un mecanismo reflejo	Ib
Adaptado de: Michele Brignole, Angel Moya, Frederik J. de Lange, Jean-Claude Deharo, Perry M. Elliott, Alessandra Fanciulli, Artur Fedorowski, Raffaello Furlan, Rose Anne Kenny, Alfonso Martín, Vincent Probst, Matthew J. Reed, Ciara P. Rice, Richard Sutton, Andrea Ungar y J. Gert van Dijk (2018). Guía ESC 2018 sobre el diagnóstico y el tratamiento del síncope, volume 71, issue 10. October 2018, Pages 837.e1-837.e92	

Monitor en la emergencia

Se recomienda el uso de un monitor con capacidad de registro y memoria (cama o por telemetría) en pacientes de riesgo elevado cuando hay sospecha de síncope arrítmico. (Vaneiro-Gabriel, 2018)

Tabla 2

Recomendación	clase/nivel
Está indicada la monitorización inmediata en el hospital (a pie de cama o por telemetría) de los pacientes con alto riesgo	Ib
Adaptado de: Michele Brignole, Angel Moya, Frederik J. de Lange, Jean-Claude Deharo, Perry M. Elliott, Alessandra Fanciulli, Artur Fedorowski, Raffaello Furlan, Rose Anne Kenny, Alfonso Martín, Vincent Probst, Matthew J. Reed, Ciara P. Rice, Richard Sutton, Andrea Ungar y J. Gert van Dijk (2018). Guía ESC 2018 sobre el diagnóstico y el tratamiento del síncope, volume 71, issue 10. October 2018. Pages 837.e1-837.e92	

Ecocardiograma Doppler

Cuando existe enfermedad cardíaca conocida previa o sospecha de cardiopatía estructural o síncope secundario a causa cardiovascular. (Vaneiro-Gabriel, 2018)

Tabla 3

Recomendación	clase/nivel
La ecocardiografía está indicada para el diagnóstico y la estratificación del riesgo de los pacientes con sospecha de cardiopatía estructural.	Ib
Adaptado de: Michele Brignole, Angel Moya, Frederik J. de Lange, Jean-Claude Deharo, Perry M. Elliott, Alessandra Fanciulli, Artur Fedorowski, Raffaello Furlan, Rose Anne Kenny, Alfonso Martín, Vincent Probst, Matthew J. Reed, Ciara P. Rice, Richard Sutton, Andrea Ungar y J. Gert van Dijk (2018). Guía ESC 2018 sobre el diagnóstico y el tratamiento del síncope, volume 71, issue 10. October 2018. Pages 837.e1-837.e92	

Monitoreo electrocardiográfico prolongado

Se debe realizar en pacientes con síncope inexplicado, severo y recurrente con características clínicas o electrocardiográficas que sugieran síncope arrítmico (sin desencadenantes) y con alta probabilidad de recurrencia en un tiempo relativamente prolongado (semanas o meses). (Vaneiro-Gabriel, 2018)

Registradores de eventos implantables

Su indicación más importante es en el síncope esporádico sin causa evidente. En las guías se sugiere ampliar su uso dado que triplican la capacidad diagnóstica cuando se la compara con una estrategia convencional, además, son costoefectivos. El mensaje más relevante es su uso precoz en las etapas diagnósticas. (Vaneiro-Gabriel, 2018)

Indicaciones de registradores de eventos implantables.	Clase
En pacientes con epilepsia sospechada pero no confirmada	IIa
En pacientes con caídas no explicadas	IIa
En pacientes con cardiomiopatía primaria o canalopatías congénitas arritmogénicas	IIa
Bajo riesgo de muerte súbita como IIa alternativa al implante de un desfibrilador	IIa
Como alternativa antes de indicar el IIb desfibrilador: en casos seleccionados	IIb

Adaptado de Vanerio, Gabriel. (2018). *Síncope 2018: ¿qué hay de nuevo en las guías europeas?*. *Revista Uruguaya de Cardiología*, *33*(3), 108-130.

Estudio electrofisiológico

Se debe realizar en los pacientes con síncope no explicado más cardiopatía estructural, o bloqueo de rama o trastorno de la conducción intraventricular (sospecha de bloqueo auriculoventricular [AV] de alto grado) y taquicardia indeterminada. (Vaneiro-Gabriel, 2018)

Ergometría o prueba de esfuerzo

En pacientes que experimenten síncope durante o muy poco después del esfuerzo.

Tabla 5

Recomendación	clase/nivel
La prueba de esfuerzo está indicada para pacientes que sufren un síncope haciendo ejercicio o poco después.	Ib

Adaptado de: Michele Brignole, Angel Moya, Frederik J. de Lange, Jean-Claude Deharo, Perry M. Elliott, Alessandra Fanciulli, Artur Fedorowski, Raffaello Furlan, Rose Anne Kenny, Alfonso Martín, Vincent Probst, Matthew J. Reed, Ciara P. Rice, Richard Sutton, Andrea Ungar y J. Gert van Dijk (2018). Guía ESC 2018 sobre el diagnóstico y el tratamiento del síncope. volume 71, issue 10, October 2018, Pages 837.e1-837.e92

Coronariografía

En pacientes que se presentan con síncope y enfermedad arterial coronaria obstructiva, la revascularización coronaria percutánea no se asocia con una reducción significativa de la tasa de reingresos por síncope. La angiografía por sí sola no permite diagnosticar la causa del síncope. (Brignole-Michele, 2018)

Recomendación	clase/nivel
Para los pacientes con síncope deben valorarse las mismas indicaciones de coronariografía que para aquellos sin síncope.	IIa C

Adaptado de: Michele Brignole, Angel Moya, Frederik J. de Lange, Jean-Claude Deharo, Perry M. Elliott, Alessandra Fanciulli, Artur Fedorowski, Raffaello Furlan, Rose Anne Kenny, Alfonso Martín, Vincent Probst, Matthew J. Reed, Ciara P. Rice, Richard Sutton, Andrea Ungar y J. Gert van Dijk (2018). Guía ESC 2018 sobre el diagnóstico y el tratamiento del síncope. volume 71, issue 10, October 2018, Pages 837.e1-837.e92

Tratamiento:
Los objetivos principales del tratamiento de los pacientes con síncope son prolongar la supervivencia, limitar lesiones físicas y prevenir las recurrencias.

Tratamiento	Uso y dosificacion	Problemas
Cambios en el estilo de vida		
Ingesta de líquidos	Alrededor de 2lt/día	Pobre cumplimiento, poliuria
Ingesta de sal	120mmol/día	Edema, trastornos gastrointestinales
Maniobras físicas	Contracción isométrica de brazos y cruzar las piernas	No se puede utilizar en ausencia de pródromos
Entrenamiento de basculación	10-30 min/día	Pobre cumplimiento
Medicamentos y dispositivos		
Midodrina	2.5-10 mg 3 veces/día	Náuseas, prurito, HTA
Fludrocortisona	01-0.2 mg/día	Distensión, hipokalemia, cefalea
Beta bloqueadores	Ej: metoprolol 50mg 1-2 veces /día	Lipotimia, fatiga, bradicardia
Inhibidores selectivos de la recaptación de serotonina	Ej: Paroxetina 20mg/día o Escitalopram 10mg/día	Náuseas, diarrea, insomnio, agitación
Maracapaso definitivo	DDD-R	Invasivo, costoso, riesgo de infección, sangrado o trombosis

Adaptado de : Guarda. Eduardo, Fajuri. Alejandro (s.f). libro de cardiologia/sincope/examenes de exploracion. www.cardiologiapregradodesa.uc.cl

Evaluación inicial de pacientes con síncope
El intervalo de tiempo entre el evento sincopal y la evaluación inicial puede variar significativamente ya sea por la necesidad médica de evaluación y/o el esfuerzo del paciente para buscar evaluación. El entorno clínico en el que se realiza la evaluación inicial también varía. A pesar de esas limitantes esta evaluación se centra independientemente del entorno.

Figura 3: Evaluación inicial del síncope

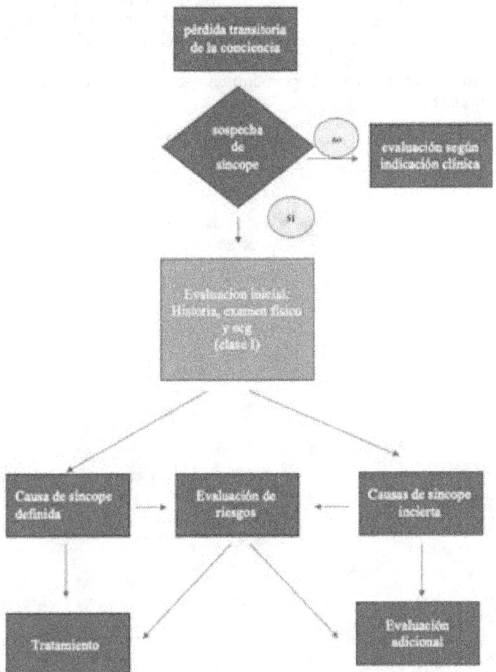

Los colores corresponden a la Clase de recomendación. Esta figura muestra los principios generales para la evaluación inicial de todos los pacientes después de un episodio de síncope.- ECG indica electrocardiograma.

Adaptado de: Shen W-K, Sheldon RS, Benditt DG, Cohen MI, Cohen MI, Forman DE, Goldberger ZD, Grubb BP, Hamdan MH, Krahn AD, Link MS, Olshansky B, Raj SR, Sandhu RK, Sorajja D, Sun BC, Yancy CW, 2017 ACC/AHA/HRS Guideline for the Evaluation and Management of Patients With Syncope, Journal of the American College of Cardiology (2017), doi: 10.1016/ j.jacc.2017.03.003.

Tratamiento del síncope reflejo

Aunque su curso es benigno, los episodios recurrentes e impredecibles de síncope reflejo pueden ser discapacitantes. La piedra angular del tratamiento de estos pacientes es no farmacológico e incluye formación y modificaciones en el estilo de vida, además de tranquilizar al paciente informándole de la naturaleza benigna de la enfermedad. (Brignole-Michele, 2018)

Figura 4: Toma de decisiones en el síncope reflejo

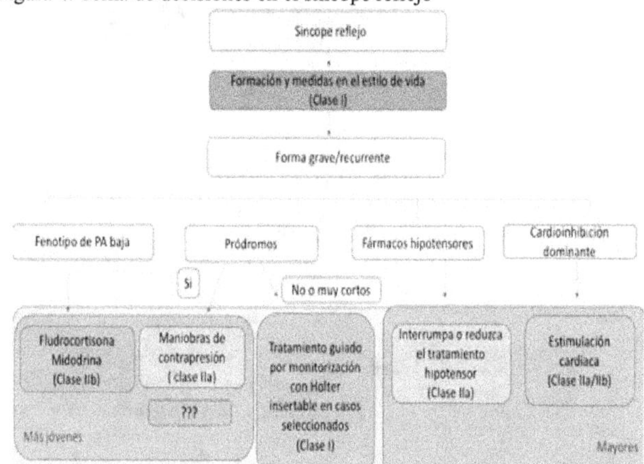

Esquema práctico para la toma de decisiones sobre el tratamiento de primera línea del síncope reflejo (basado en la historia médica y pruebas diagnósticas) según la edad, la gravedad del síncope y su forma clínica. «Más jóvenes» son los pacientes menores de 40 años, mientras que «Mayores» son los de más de 60, con solapamiento entre los 40 y los 60 años. La gravedad del síncope se define en el texto. La duración de los pródromos es muy subjetiva e imprecisa. Un valor ≤ 5 s diferencia un síncope arrítmico de uno reflejo49; en pacientes sin cardiopatía estructural, una duración ≥ 10 s puede diferenciar el síncope reflejo del cardiaco38. En la práctica, el pródromo está «ausente» o es «muy corto» cuando no deja al paciente el tiempo suficiente para reaccionar, como sentarse o tumbarse. La denominación «fenotipo de presión arterial baja» identifica a pacientes con valores bajos de presión arterial crónicos (en general, una PAS ~110 mmHg e historia clara de intolerancia ortostática y SVV ortostático). El grupo de «cardioinhibición dominante» identifica a pacientes cuyas características clínicas y los resultados de las pruebas indican que la cardioinhibición súbita es la causa del síncope. Un indicio es la falta de pródromos, por lo que los pacientes sin pródromos pueden entrar en esta categoría, después de ser analizados. PA: presión arterial; SVV: síncope vasovagal. Adaptado de: Michele Brignole, Angel Moya, Frederik J. de Lange, Jean-Claude Deharo, Perry M. Elliott, Alessandra Fanciulli, Artur Fedorowski, Raffaello Furlan, Rose Anne Kenny, Alfonso Martín, Vincent Probst, Matthew J. Reed, Ciara P. Rice, Richard Sutton, Andrea Ungar y J. Gert van Dijk (2018). Guía ESC 2018 sobre el diagnóstico y el tratamiento del síncope. volume 71, issue 10, October 2018, Pages 837.e1-837.e92

Tratamiento en la emergencia
El manejo del paciente con síncope en el área de emergencia exige un equipo multidisciplinario que involucra médicos internistas, cardiólogos, familiares, generalistas, emergencistas y neurólogos. El departamento de emergencia de cada institución debe entrenar a su personal para estratificar el riesgo y en consecuencia evaluar si los pacientes deben ser ingresados o no. (Vaneiro-Gabriel, 2018)

El médico en la emergencia debe tratar de establecer el diagnóstico,. El 50% de las pérdidas de conocimiento tienen una causa obvia. En el otro 50% se sugiere categorizar a los paciente de bajo y alto riesgo. Los pacientes de bajo riesgo pueden ser dados de alta con indicaciones y recomendaciones para prevenir nuevos episodios sincopales. (Vaneiro-Gabriel, 2018)

El objetivo es disminuir la tasa de ingresos hospitalarios utilizando unidades de observación por 6-24 horas o de síncope y referir al paciente a un especialista en síncope fuera de la emergencia lo mas rápido posible. (Vaneiro-Gabriel, 2018)

Manejo en el consultorio
Aunque las guías se basan en la mejor evidencia científica disponible, el tratamiento se debe adecuar siempre a la necesidad individual de cada paciente.

A todos los pacientes con síncope reflejo se les debe explicar en detalle el diagnóstico, el riesgo de recurrencia y aconsejar sobre cómo evitar desencadenantes y/o situaciones de alta peligrosidad. Es muy importante tranquilizar al paciente luego de establecer el diagnóstico. Estas medidas son la piedra angular del tratamiento y tienen un alto impacto en la reducción de recurrencias. (Vaneiro-Gabriel, 2018)

En aquellos pacientes con formas severas de síncope reflejo se deberá seleccionar uno o más de los siguientes tratamientos específicos adicionales según los detalles clínicos:

• Midodrina o fludrocortisona en pacientes jóvenes con fenotipo hipotensivo.
• Maniobras de contrapresión (incluido entrenamiento en inclinación o tilt-training si es necesario) para pacientes jóvenes con pródromos.
• Uso de registradores de eventos implantables en pacientes seleccionados sin o con pocos pródromos.
• Discontinuar o reducir la terapia antihipertensiva con el objetivo de alcanzar una PA sistólica de aproximadamente 140 mmHg en

hipertensos añosos.
- Implante de marcapasos en pacientes (mayores de 50 años) con forma cardioinhibitoria predominante. (Vaneiro-Gabriel, 2018)

Cuando el diagnóstico es hipotensión ortostática:

- Hidratación adecuada y consumo de sal.
- Discontinuación/reducción de la terapia antihipertensiva.
- Maniobras de contrapresión.
- Compresores abdominales o medias de descanso, o ambos.
- Tacos de madera en la cabecera de la cama (10-15 cm) para elevar la cabeza y mantenerla elevada durante el sueño o mientras el paciente está acostado.
- Midodrina o fludrocortisona. (Vaneiro-Gabriel, 2018)

Conclusiones finales
Las nuevas guías nos muestran que se ha avanzado mucho en el manejo e identificación del síncope, así como mostrar lo complejo que puede llegar a ser abarcarlo en su totalidad.

El tratamiento del síncope de origen cardiológico es de manejo por el especialista, lo que compete al medico general se centra en el tratamiento del síncope neuromediado y aquel debido a hipotensión ortostática (E.Guarda, s.f.).

En la práctica diaria existe una gran variación en el manejo de los pacientes con síncope y dificultad para adoptar las recomendaciones. Hay un vacío entre la evidencia científica disponible actual y lo que se hace en la práctica, demostrando incapacidad para difundir y aplicar estos conceptos en la clínica. (Vaneiro-Gabriel, 2018)

La falta de un enfoque sistemático genera mayores costos sanitarios, hospitalizaciones innecesarias, procedimientos diagnósticos inadecuados, alargamiento en la estadía hospitalaria, bajas tasas de diagnóstico, más errores diagnósticos y aumento en la tasa de recurrencias.

Por último, se reconoce que aún falta información y la necesidad de estudios clínicos en numerosos pacientes que evalúen el rendimiento diagnóstico y el cumplimiento de una estrategia sistemática generalizada. (Vaneiro-Gabriel, 2018)

1. *Uribe-william, Baranchuk-Adrián y Botero-Federico (2016). Síncope: electrocardiograma y pruebas de función autonómica, Medwave 2016;16(Suppl 4):e6816 doi: 10.5867/medwave.2016.6816*
2. *Giorgio Costantino, Benjamin C. Sun, Franca Barbic, Ilaria Bossi, Giovanni Casazza, Franca Dipaola, Daniel McDermott, James Quinn, Matthew J. Reed, Robert S. Sheldon, Monica Solbiati, Venkatesh Thiruganasambandamoorthy, Daniel Beach, Nicolai Bodemer, Michele Brignole, Ivo Casagranda, Attilio Del Rosso, Piergiorgio Duca, Greta Falavigna, Shamai A. Grossman, ..., Raffaello Furlan (2016). Syncope clinical management in the emergency department: a consensus from the first international workshop on syncope risk stratification in the emergency department, European Heart Journal, Volume 37, Issue 19, 14 May 2016, Pages 1493–1498, https://doi.org/10.1093/eurheartj/ehv378*
3. *Shen W-K, Sheldon RS, Benditt DG, Cohen MI, Cohen MI, Forman DE, Goldberger ZD, Grubb BP, Hamdan MH, Krahn AD, Link MS, Olshansky B, Raj SR, Sandhu RK, Sorajja D, Sun BC, Yancy CW, 2017 ACC/AHA/HRS Guideline for the Evaluation and Management of Patients With Syncope, Journal of the American College of Cardiology (2017),doi:10.1016/j.jacc.2017.03.003.https://www.onlinejacc.org/content/accj/early/2017/03/10/j.jacc.2017.03.003.full.pdf*
4. *Síncope: etiología y abordaje diagnóstico (13 dic 2017). https://www.intramed.net/contenidover.asp?contenidoid=87010*
5. *Vanerio, Gabriel. (2018). Síncope 2018: ¿qué hay de nuevo en las guías europeas?. Revista Uruguaya de Cardiología, 33(3), 108-130.https://dx.doi.org/10.29277/cardio.33.3.9*
6. *Michele Brignole, Ángel Moya, Frederik J. de Lange, Jean-Claude Deharo, Perry M. Elliott, Alessandra Fanciulli, Artur Fedorowski, Raffaello Furlan, Rose Anne Kenny, Alfonso Martín, Vincent Probst, Matthew J. Reed, Ciara P. Rice, Richard Sutton, Andrea Ungar y J. Gert van Dijk (2018). Guía ESC 2018 sobre el diagnóstico y el tratamiento del síncope. volume 71, issue 10, October 2018, Pages 837.e1-837.e92 https://doi.org/10.1016/j.recesp.2018.08.018*
7. *Diego Egas. (24 de octubre del 2020). Síncope Vasovagal Qué es y cómo prevenir y tratar [video]. https://youtu.be/Ma6iU1Nzqm0*
8. *Guarda. Eduardo, Fajuri. Alejandro (s.f). libro de cardiologia/síncope/examenes de exploracion. www.cardiologiapregradodesa.uc.cl*

Capítulo 4

Bradiarritmias
Holger Muñoz Cedeño

Introducción

Las Bradicardias o Bradiarritmias encierran un conjunto de padecimientos cardiovasculares que si bien es cierto pueden compartir síntomas y signos comunes que incluso pueden ir desde un espectro asintomático hasta verdaderos síndromes que precisan de diagnósticos clínicos, de estudios complementarios y que requieren de un entrenamiento adecuado por parte del personal de salud que atiende en una emergencia e incluso en una consulta externa.

Generalmente la bradicardia es un evento secundario a otros procesos puede ser causado por trastornos de la circulación coronaria (15% – 25% del infarto agudo de miocardio), hormonales como el hipotiroidismo, alteraciones hidroelectrolíticas, efectos tóxicos por fármacos o drogas, procesos infecciosos o de causa no especificada o enfermedad del nódulo sinusal el cual es un diagnostico muchas veces por descarte. (J. Larry Jameson, 2018).

Concepto

Bradicardia es una frecuencia cardiaca igual o menor de 50 latidos por minutos medida clínicamente o electrocardiográficamente.

Hay que tener en cuenta que el punto de corte puede incluir muchas personas que normalmente pueden concurrir con cifras de frecuencia cardiacas por debajo de ese valor y ser normales como es el caso de deportistas de alto rendimiento y vago tónicos. (J. Larry Jameson, 2018).

Breve reseña fisiológica cardiaca asociada a las Bradiarritmias.

En el contexto de bradicardia podríamos explicar brevemente lo que nos puede servir durante la decisión diagnóstica y terapéutica rápida en la emergencia.

Sistema de conducción. - el sistema de conducción del corazón consta de un marcapaso fisiológico, que es el que comanda el ritmo durante toda la vida de una persona el nódulo sinusal que se encuentra en la aurícula derecha justo en la unión de la vena cava superior con la aurícula derecha, que debido a características moleculares crean un potencial de membrana cambiantes hasta que se genera un verdadero potencial de acción y este impulso debe ser conducido por tres haces internodales hasta el nódulo auriculoventricular, pero antes de uno de estos haces se desprende un has que hace que la aurícula izquierda también se despolarice antes de pasar al sistema his- Purkinje; este nódulo auriculoventricular que se encuentra en la porción auricular del anillo fibroso auriculoventricular, quien también tiene capacidad de marcapaso pero a una frecuencia mucho menor del sinusal por lo tanto permanecerá subyugado mientras funcione correctamente, este nódulo auriculoventricular posee ciertas características tanto intrínsecas por su composición molecular como extrínseca dada por el tejido fibroso del anillo que hace que la conducción se retrase unas milésimas de segundo hasta atravesar al sistema de his con sus ramas derecha e izquierda y demás subdivisiones hasta alcanzar el sistema de Purkinje y este sistema his-Purkinje también posee actividad de marcapaso pero a una frecuencia mucho menor del auriculoventricular y lógico del sinusal. (Carrion, 2017).

Esto es una breve reseña fisiológica del sistema de conducción del corazón y entenderlo es lo que nos dará las pautas para llegar a una comprensión de los hallazgos fisiopatológicos que encontraremos en los pacientes que sufren alguna afección en los diferentes niveles del sistema de conducción y poder interpretar los criterios diagnósticos y las medidas terapéuticas más acertadas en una emergencia cardiológica y no cometer eventos iatrogénicos.

El sistema nervioso del corazón.- el corazón recibe inervación parasimpática a través del nervio vago, quien emite terminaciones solo al nódulo sinusal y en menor media al nódulo auriculo ventricular y no tiene efecto sobre el sistema his-Purkinje esto explica por qué en ciertos padecimientos de Bradiarritmias especificas la Atropina ejerce poco o ningún efecto en ciertos tipos de Bradiarritmias como explicaremos más adelante.

El sistema simpático que proviene del sistema de cadena simpática emite fibras pos ganglionares y este si se distribuyen de manera difusa en el corazón sobre el sistema de conducción auriculoventricular, lo cual explica también el efecto de liberación de los marcapasos subyugados en los bloqueos auriculo ventricular de diferentes grados. (PhD, 2016)

Al comprender las bases fisiológicas del corazón podemos avanzar en la sistematización del diagnóstico y manejo de las diferentes Bradiarritmias y superar las emergencias cardiovasculares que puedan causar incluso la muerte del paciente.

Tipos de Bradiarritmias
Estas son los principales tipos de Bradiarritmias a considerar clínicamente para el diagnóstico diferencial, porque para el manejo terapéutico de emergencia es el mismo y dependerá de si tiene síntomas o no de bajo gasto cardiaco.

• Bradicardia Sinusal
• Pausas Sinusales

- Parada Sinusal
- Bloqueos Sinoauriculares
- Bloqueo AV de segundo grado avanzados y Bloqueo AV tercer grado o completo.

Diagnóstico clínico

Es muy difícil en la primera impresión de evaluación de un paciente poder discernir solo por sus síntomas y catalogarlo con una bradicardia específica hasta que se llega a una evaluación del pulso al examen físico o con ayuda de algún estudio o dispositivo de medición de ritmos, pero los principales espectros de presentación van desde el paciente completamente asintomático de aquel que pudiera presentar:

- Síncope, que es el deterioro súbito del estado de conciencia con recuperación espontánea del mismo en segundos o minutos. (Kevin J. Knoop, 2016)
- Mareos, que es la sensación subjetiva de desmayo o como si la cabeza estuviera girando. (Michael H. Crawford, 2019)
- Molestias torácicas, como sensación opresiva detrás del pecho o palpitaciones.
- Signos de shock, palidez, diaforesis y frialdad cutánea. (Murillo, 2018).

En muchos pacientes la bradicardia puede ser un evento adverso causado por algunos fármacos entre los más comunes Fluoruracilo, Lidocaína, Propofol, Fenitoina, Fentanilo, Antiarrítmicos, entre otros, el médico debe estar atento en cuanto la medicación que están recibiendo sea esta ambulatoria o durante la atención de emergencia. (Control, 2019)

Exámenes complementarios.

Una biometría hemática podría darnos una dirección por ejemplo de una anemia que cause un trastorno de la conducción y eventual bradicardia sinusal o la leucocitosis en pacientes con sepsis que podría evocar una miocarditis séptica, trastorno de la conducción representado en Bradiarritmias. (J. Larry Jameson, 2018).

Los electrolitos en sangre, podrían ayudarnos a diagnosticar y corregir causas de alteración de la conducción como la hiperkalemias o hipokalemias. Las hormonas tiroideas para dirigir al diagnóstico de hipotiroidismo como posible causa. Con una gasometría podríamos diagnosticar y corregir alteración del estado ácido básico como una posible causa de alteración de la conducción cardiaca que nos esté produciendo la Bradiarritmia. (Michael H. Crawford, 2019).

Electrocardiograma de 12 derivaciones (ECG), este es sencillo de realizar ya que muchas veces contamos en las salas de emergencias con un electrocardiógrafo que es un equipo electrónico capaz de captar la actividad eléctrica del corazón recogido desde la superficie del cuerpo mediante unos electrodos y luego ser impresos en un papel milimetrado.

Saber la técnica, la configuración del equipo, en cuanto a velocidad (25mm/seg), como del estándar de voltaje (1mm/mv), adecuada colocación de los electrodos y se debe tener cierta experiencia en lectura del ECG, ya que este nos permite valorar las ondas p la relación con los complejos QRS (intervalo PR) así como la anchura del QRS (> de 0,12seg). (J. Larry Jameson, 2018).

Bloqueo AV de primer grado.

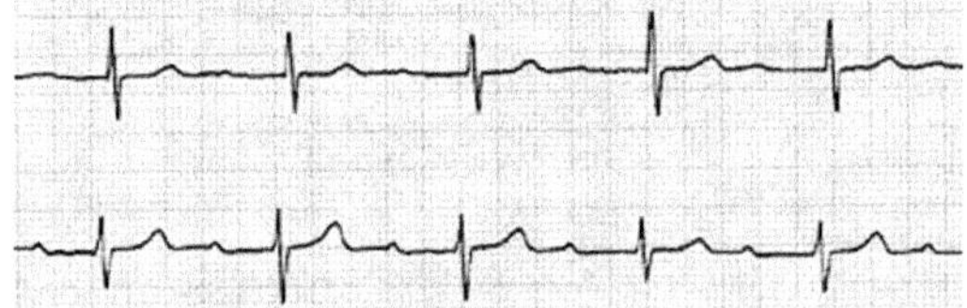

Bloqueo AV de segundo grado mobitz I

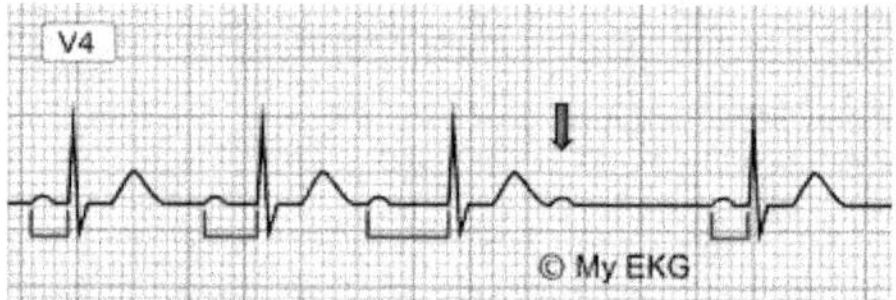

Bloqueo AV de segundo grado mobitz II

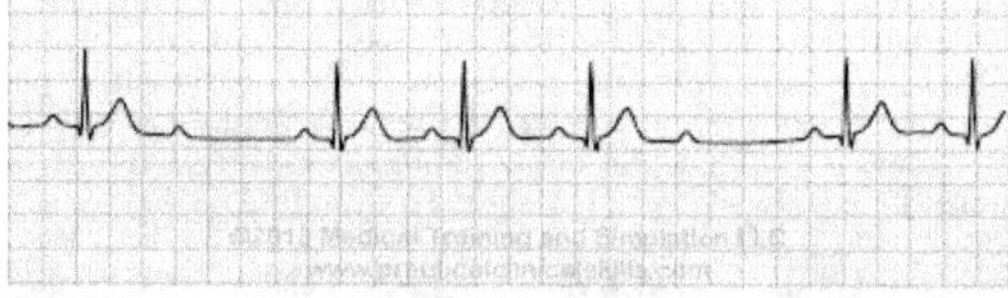

Bloqueo AV de tercer grado o completo

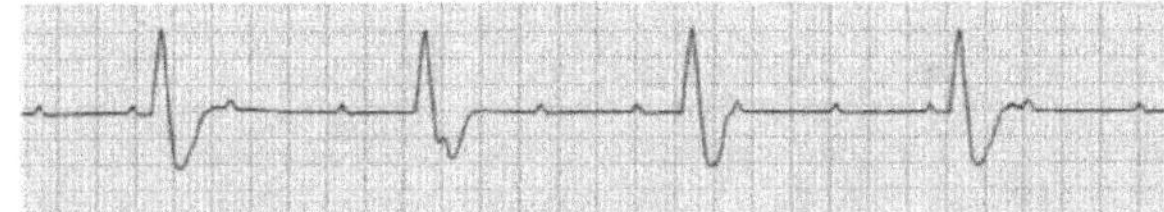

El HOLTER, es un dispositivo que se aplica externamente al paciente, para un monitoreo electrocardiográfico de mayor duración (24 o 48) horas y es muy útil en los casos en que el ECG de doce derivaciones que es de corta duración no logra captar ciertas Bradiarritmias como en la sospecha de enfermedad del seno o en eventos sincopales o pausas sinusales.
La prueba de ejercicio en cinta rodante, es un estudio para detectar ciertas anormalidades del ritmo durante la actividad física como incompetencias cronotrópicas.

Tratamiento
En cuanto al tratamiento el médico de emergencias debe ser sistemático desde el momento de la atención inicial, hasta el diagnóstico y tratamiento definitivo, es por eso que recomienda seguir el orden de atención como los algoritmos de la AHA.

Primero el enfoque Sistemático que si el paciente que se presenta esta estable o inestable los signos de inestabilidad son: insuficiencia cardiaca aguda, molestias o dolor torácico, hipotensión arterial, signos de shock (palidez, diaforesis y frialdad cutánea), deterioro del sensorio, sincope, mareos.

Tanto en la forma de presentación asintomática o sintomática debe seguir los siguientes pasos: el famoso A, B, C, de la atención de emergencia.

A.- Vía aérea debe estar permeable y con la sola capacidad de hablar por parte del paciente se podría evaluar esta permeabilidad o si escucha algún ruido como estridor que indique el riesgo de obstrucción de la vía aérea debe identificar y corregir inmediatamente. Y proceder de acuerdo a los protocolos desde manejo manual hasta manejo avanzado de la vía aérea.

B.- La buena ventilación aquí interesa el esfuerzo ventilatorio, la expansibilidad torácica simétrica, los ruidos que se puedan emitir al respirar y evaluar en el monitor la saturación de oxígeno si encuentra alguna alteración en este paso por ejemplo si la saturación de oxígeno en menor de 94% considere utilizar oxígeno suplementario con cualquier dispositivo según los protocolos locales o incluso considerar la ventilación a presión positiva según el caso fuera necesario.

C: la circulación aquí nos interesa evaluar rápidamente el color de la piel(palidez, marmórea o cianosis) el llenado capilar y el estado de conciencia ya que por hipoperfusión cerebral se deteriora el sensorio, tome la presión arterial si la sistólica en menor de 90 mm/hg o una disminución de 30 mm/hg en la presión sistólica de una toma previa considere un acceso venoso periférico de grueso calibre de preferencia y administre un bolo inicial de solución cristaloide isotónica (salina o ringer) de 1 a 2litros siempre y cuando descartando cardiopatía previa o enfermedad renal crónica en donde puede administrar la mitad o una tercera parte del bolo inicial, mientras tanto analice el ritmo en el monitor que está utilizando o evalué el ecg de doce derivaciones en caso ya haya obtenido uno, en este punto es importante que si no está capacitado en reconocer los ritmos pida ayuda a la persona más experimentada para que lo haga y actúe de acuerdo al protocolo de manejo local.

Antes de adentrarnos en el manejo de las Bradiarritmias recuerde que el enfoque sistemático es dinámico y continuo así que reevalúe constantemente el A, B, C.

Una vez reconocido el tipo de Bradiarritmias solo con el hecho de tener una frecuencia cardiaca menor de 50 lx' y si esta es asintomática igual investigó la posible causa, pero este paciente ya puede ser manejado en sala general y por especialidad (cardiología).

Si en el caso el paciente es sintomático y presenta cualquiera de los signos y síntomas ya nombrados mantenga monitorizado y actúe inmediatamente.

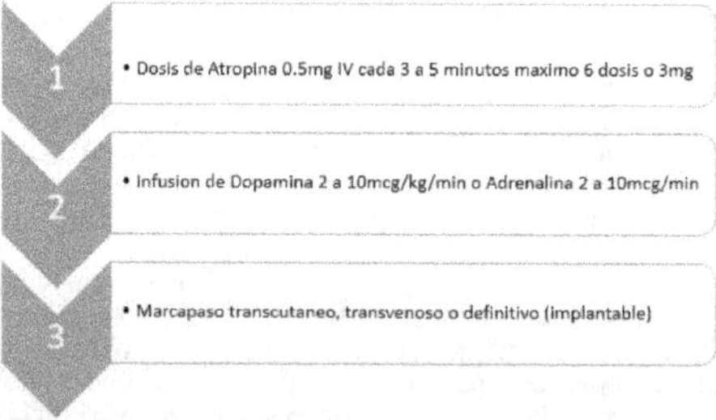

Según las guías de la AHA recomiendan utilizar atropina a una dosis de 0.5mg iv cada 3 a 5 minutos por un máximo de seis dosis o 3 mg.(AHA Clase IIa, Nivel B). En este apartado vale la pena aclarar que es posible que la atropina tenga cierto efecto más en la bradicardia sinusal o los bloqueos con QRS estrechos que supone el bloqueo es suprahisiano, pero carece de efecto en los bloqueos av de segundo grado avanzado y en el bloqueo av de tercer grado o completo o en pacientes con trasplantes cardiacos.

Para mejorar el cronotropismo y si persiste la hipotensión arterial, para intentar compensar el bajo gasto la AHA también recomienda utilizar infusiones de dopamina de 2 a 10 mcg/kg/min o adrenalina 2 a 10 mcg/min. (AHA Clase IIb, Nivel B).

Y el tratamiento de elección en caso de bloqueos av segundo grado mobits ll o bloqueo av tercer grado o completo utilice un marcapaso temporal o transcutáneo (AHA Clase IIa. Nivel B), el monitor desfibrilador en modo marcapaso con parches de marcapaso explique al paciente y a los familiares sobre los beneficios y riesgos de su plan y siempre utilice un analgésico central o sedante porque el procedimiento puede ser muy molestoso, una vez obtenido el consentimiento informado y firmado, aplique sedación o analgesia central según los protocolos locales y vigile constantemente el A, B, C, coloque en modo marcapaso el monitor desfibrilador programe una frecuencia de 60 o 70 lpm e inicie desde 10mA y aumente este de 10 en 10 hasta obtener captura del corazón graficado en el monitor una vez en captura a la frecuencia cardiaca programada en el marcapasos transcutáneo debe observar mejoría hemodinámica en el paciente, se puede también manejar una Bradiarritmias inestable de primera línea aun sin obtener un acceso intravenoso (AHA Clase IIb, Nivel C), pero recuerde que si el paciente no responde a las medidas anteriores, debe ser manejado por el servicio de cardiología o ser derivado en condiciones seguras de transporte a un hospital de tercer nivel o institución donde puedan colocar un marcapaso transvenoso (AHA Clase IIa, Nivel C) o uno definitivo implantable (ACCF / AHA / HRS Clase I, Nivel C)

Reevalúe constantemente el A, B, C, identifique y soluciones los problemas para que el paciente tenga un manejo integral y sistematizado lo cual asegura muchas veces el mejor de los desenlaces.

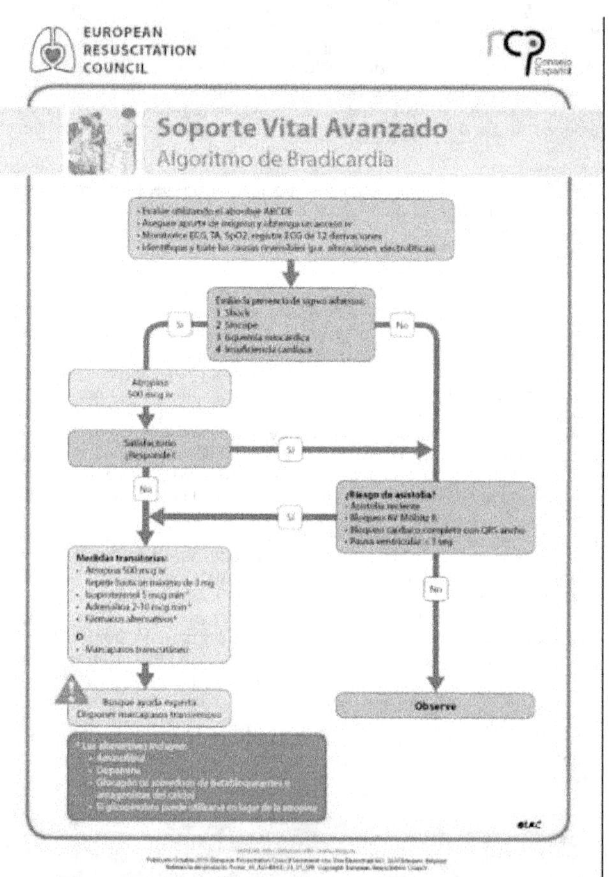

EUROPEAN RESUSCITATION COUNCIL
Soporte Vital Avanzado
Algoritmo de Bradicardia
Sí
No
Atropina
500 mcg iv
Satisfactorio
¿Responde?
Sí
No
¿Riesgo de asistolia?
Sí
No
Medidas transitorias:
Observe

Algoritmo bradicardia adulto

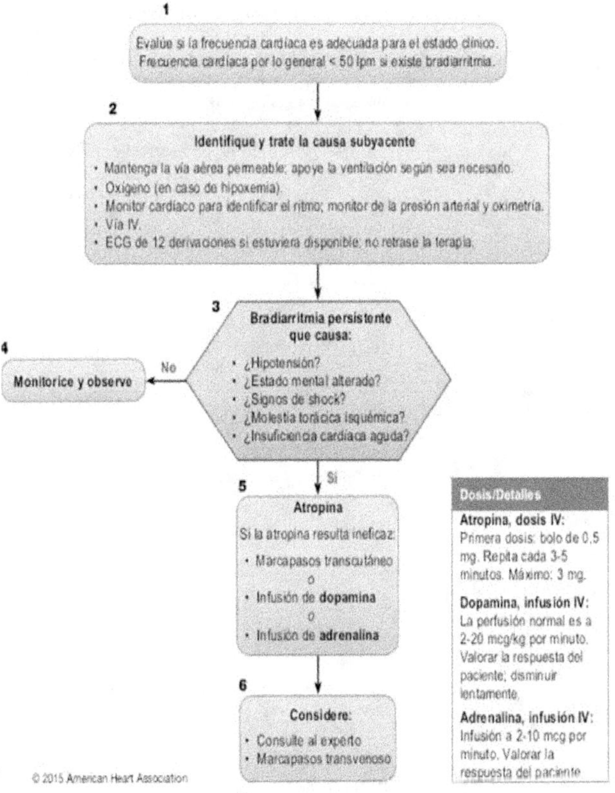

Tabla 1

Configuración del monitor desfibrilador en modo marcapaso		
Coloque los parches en el tórax según antero lateral o antero posterior		
Aplique sedo analgesia + A, B, C.		
1.-Aplique modo marcapaso	**2**.-Frecuencia de 60 o 70 lpm	**3**.-Amperaje inicie en 10 mA y aumente de 10 mA en 10mA hasta obtener captura del corazón

BIBLIOGRAFÍA

1. *(s.f.). Obtenido de https://www.dynamed.com/condition/sick-sinus-syndrome#LONGER_DURATION_MONITORING*
2. *Carrion, D. J. (2017). MANUAL DE EMERGENCIAS CARDIOVASCULARES SERCA. QUITO: GRAFICAS EDITHOR.*
3. *Control, D. T. (2019). Estadísticas del Centro Nacional de Farmacovigilancia (CNFV). Quito: Base de datos 2019 RAM del Centro Nacional de Farmacovigilancia ARCSA.*
4. *D. del Val Martín, D. R. (2017). Bradiarritmias: disfunción sinusal,. MEDICINE, 2217.*
5. *Dynamed. (26 de 09 de 2020). Obtenido de https://www.dynamed.com/condition/sick-sinus-syndrome#LONGER_DURATION_MONITORING*
6. *J. Larry Jameson, A. S. (2018). Principios de Medicina Interna de Harrison, 20e. Estados Unidos de América: McGraw-Hill Education.*
7. *Kevin J. Knoop, L. B. (2016). Atlas de medicina de emergencia, cuarta edición. CHINA: McGraw-Hill Education.*
8. *Michael H. Crawford, M. A. (2019). Quick Dx & Rx: Cardiología. McGraw-Hill Education.*
9. *Murillo, L. J. (2018). MEDICINA DE URGENCIAS Y EMERGENCIAS. BARCELONA: ELSEVIER.*
10. *PhD, J. E. (2016). Guyton y Hall. Tratado de fisiología médica. España: Elsevier.*
11. *UpToDate. (26 de 09 de 2020). UpToDate. Obtenido de UpToDate: https://www.uptodate.com/contents/advanced-cardiac-life-support-acls-in-adults?sectionName=Bradycardia&search=bradiarritmias%20en%20adultos&topicRef=1075&anchor=H11&source=see_link#H11*

Capítulo 5

TAQUIARRITMIA

Carolina Felissa Viña Castillo

INTRODUCCIÓN:

El corazón es un órgano maravilloso y eficaz, en casi nada de tiempo, a través del ciclo cardíaco permite oxigenar a todo el organismo, su sistema eléctrico aún alterado se ve las formas de seguir con su labor, es ahí donde toman partida las taquiarritmias, las cuales son motivo de visita frecuente en el área de emergencia, normalmente la sociedad siempre asocia las molestias del pecho con algo de gravedad y acuden inmediatamente, aunque pueden ser también asintomáticas y no requerir manejo, se clasifican en Taquiarritmias de QRS ancho o estrecho, regulares e irregulares, se elige el manejo inicial de acuerdo al estado hemodinámico, requieren actuación rápida y decisiones concretas teniendo en cuenta las contraindicaciones de ciertos medicamentos, que de ser usados inapropiadamente empeorarían el estado del paciente, algunas son producto de complicaciones cardiacas o anomalías congénitas y otras podrían ocasionar una si no se las reconoce, es un tema complejo que precisa conocer de otros temas cardiacos para su entendimiento y aún así resultar confuso, sin embargo a continuación tratamos de exponerlo de forma sencilla para su entendimiento.

DEFINICIONES Y CLASIFICACIONES:

Taquiarritmias: Las taquiarritmias por lo general se refieren a extrasístoles aisladas (despolarizaciones) o a estilos de taquicardia sostenida o no sostenida que se originan en focos miocárdicos o circuitos de reentrada. La definición tradicional de la taquicardia es el ritmo que origina una frecuencia ventricular mayor de 100 latidos por minuto (lpm). Esta definición tiene ciertas limitaciones en el sentido de que la frecuencia auricular en ocasiones es mayor de 100 lpm pese a una frecuencia ventricular lenta. Además, a veces la frecuencia ventricular es mayor que la frecuencia sinusal basal por debajo de 100 lpm pero aún representa una "taquicardia" importante como la que se observa con los ritmos ventriculares acelerados. (Longo, MD , y otros, pág. 1425).

Taquicardia supraventricular: El término TSV (taquicardia supraventricular) hace referencia literalmente a taquicardia (frecuencia auricular > 100 lpm en reposo), en cuyo mecanismo están implicados el tejido del haz de His o superior. Tradicionalmente (TSV) se ha utilizado para describir todos los tipos de taquicardia salvo la taquicardia ventricular

(TV) y la fibrilación auricular (FA). Por lo tanto, se incluyen taquicardias tales como la taquicardia por reentrada del nódulo auriculoventricular con la participación de vías accesorias que, en esencia, no son ritmo supraventricular. (Brugada, y otros, 2020, págs. 6-7).

La taquicardia supraventricular puede ser breve, denominada no sostenida, o puede ser sostenida, al grado de necesitar una intervención como la cardioversión o la administración de un fármaco para yugularla.

Se conocen como paroxísticos los episodios que comienzan y terminan en forma repentina. El termino TSP (taquicardia supraventricular paroxística), se aplica a la familia de taquicardias que incluyen la reentrada del nódulo auriculoventricular (AV), la entrada AV por medio de una vía accesoria y la taquicardia auricular.

Se pueden dividir en taquicardia sinusal fisiológica y taquicardia no fisiológica o inapropiada, y su pronóstico y tratamiento varían mucho, según su mecanismo etiopatológico y la cardiopatía primaria. (Kasper, MD, y otros, 2015, pág. 1476).

La taquicardia sinusal se define como una frecuencia sinusal> 100 lpm, se denomina así cuando constituye una reacción apropiada al ejercicio, el estrés, a enfermedades o medicamentos.

Taquicardia sinusal inapropiada se define como un ritmo sinusal rápido (> 100 lpm) en reposo o una actividad mínima que no está en proporción con el nivel de estrés físico, emocional, patológico o farmacológico. La taquicardia tiende a ser persistente, y la mayoría de los pacientes afectados son jóvenes y mujeres, pero este trastorno no se limita a esa población. (Brugada, y otros, 2020, pág. 14).

Cuando la taquicardia sinusal sintomática aparece con hipotensión postural, se usa el término *síndrome de taquicardia ortostática postural* (STOP o POTS-postural orthostatic tachycardia syndrome). El POTS a veces proviene de disfunción del sistema autónomo después de alguna enfermedad viral y puede mostrar resolución espontánea en un lapso de tres a 12 meses. (Kasper, MD, y otros, 2015, pág. 1050).

Fibrilación auricular: Es una arritmia supraventricular que se caracteriza por una actividad eléctrica auricular caótica representada en el ECG como oscilaciones de baja amplitud (ondas f) que tienen una frecuencia de unos 300-600 lpm y generan un ritmo ventricular intermitentemente irregular. Es una de las más importantes causas de accidente cerebrovascular, insuficiencia cardíaca, muerte súbita y morbilidad cardiovascular en todo el mundo. (A. Melgar-Melgar, A. Ruiz-Salas, & Jiménez-Navarro, 2019, p. 6).

Se ha clasificado la FA en cinco tipos según la duración y terminación espontánea del episodio, así como la presentación: diagnosticada por primera vez, paroxística, persistente, persistente de larga duración y permanente (ver tabla 1). (A. Melgar-Melgar, A. Ruiz-Salas, & Jiménez-Navarro, 2019, p. 7).

Tabla 1: Clasificación de la fibrilación auricular:

Tipo de FA	Definición
Diagnosticada por primera vez	No era conocida, independientemente de los síntomas y su gravedad.
Fa paroxística	Autolimitada, generalmente en menos de 48 horas, aunque pueden continuar hasta 7 días.
FA persistente	El episodio dura más de 7 días, incluye las que se revierten por cardioversión eléctrica o farmacológica tras 7 días o más.
FA persistente de larga duración	Dura más de un año a pesar de adoptar estrategia de control.
FA permanente	Se asume la FA por médico y paciente, y no se considera adoptar una estrategia de control del ritmo. Si se decide controlar el ritmo se la reclasificaría en FA persistente de larga duración,

Fuente y elaboración: *(A. Melgar-Melgar, A. Ruiz-Salas, & Jiménez-Navarro, 2019, p. 5218).*

Para la evaluación de los síntomas de la fibrilación auricular, la European Heart Rhythm Association (EHRA) ha creado una clasificación que indica la carga sintomática y la repercusión en la actividad diaria de los pacientes (ver tabla 2).

Tabla 2: Clasificación sintomática.

Escala modificada de la EHRA para la clasificación de los síntomas.	
Grado EHRA	**Descripción**
1	Asintomático
2a	Los síntomas no afectan a la actividad diaria normal.
2b	Los síntomas no afectan a la actividad diaria normal, aunque suponen una molestia para el paciente.
3	Los síntomas afectan a la actividad diaria normal.
4	Los síntomas interrumpen la actividad diaria normal.

Fuente y elaboración: *(A. Melgar-Melgar, A. Ruiz-Salas, & Jiménez-Navarro, 2019, p. 5218).*

Flútter auricular: Se trata de una arritmia supraventricular por macrorreentrada auricular, puede ser típico y atípico.

Taquicardia ventricular: El complejo QRS durante las arritmias ventriculares, de manera típica es >0.12 s.

Las extrasístoles ventriculares, conocidas también como CVP (contracciones ventriculares prematuras), son latidos ventriculares únicos que surgen en un punto más precoz en relación con el siguiente latido supraventricular previsto (figura 1).

CVP unifocales: Nacen del mismo foco y presentarán la misma morfología de QRS (figura 1A).

CVP multifocales: Nacen de sitios ventriculares diferentes tendrán morfologías de QRS distintas (figura 1 B). Dos latidos ventriculares consecutivos reciben el nombre de dobletes ventriculares.

La TV (taquicardia ventricular) es la presencia de tres latidos más con un ritmo mayor de 100 latidos/min.

Ritmo idioventricular Tres latidos consecutivos o más, con ritmo más lento (figura 1C).

Figura 1: Extrasístoles ventriculares.

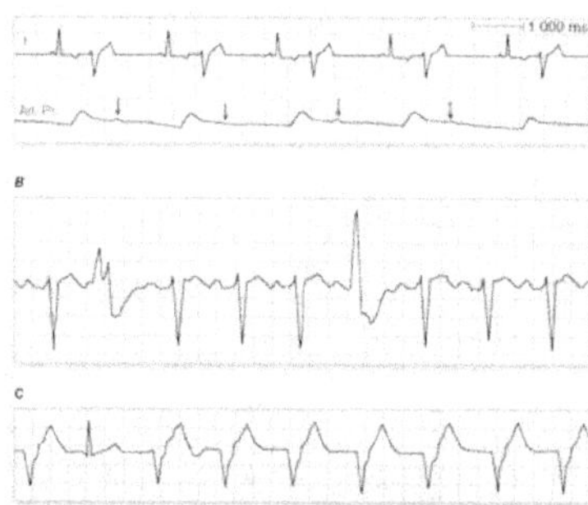

Ejemplos de tipos de contracciones ventriculares prematuras (PVC).
A. CVP unifocales siguen a cada latido sinusal en una frecuencia bigeminada. Trazos electrocardiográficos en derivación 1 y presión arterial (Art. Pr.). Después de latidos con ritmo sinusal hay ondas arteriales normales. La presión arterial después de latidos prematuros es atenuada (flechas) e imperceptible en la palpación. El pulso en este paciente tuvo la mitad de la frecuencia cardiaca. B. PVC multifocales. Las dos PVC tienen morfologías diferentes. C. Ejemplo de ritmo idioventricular acelerado. El segundo QRS es un latido con conducción normal. Todos los demás complejos QRS en este trazo de ritmo son ventriculares y dependen del ritmo idioventricular acelerado.

Fuente y elaboración: (Kasper, MD, y otros, 2015, págs. 1063).

La TV no sostenida termina de manera espontánea en término de 30 s (figura), en tanto que la sostenida persiste más de ese lapso o se termina por alguna intervención activa como la administración de un fármaco endovenoso, la cardioversión externa o la estimulación eléctrica o un choque a partir de un DCI (desfibrilador cardioversor implantado).

La TV monomorfa (figura 2, figura 3A) posee el mismo complejo QRS de un latido a otro, lo cual denota que la secuencia de activación es igual de latido a latido y que cada uno posiblemente proviene del mismo origen. El sitio inicial de activación ventricular es el factor que controla en gran medida la serie o secuencia de activación ventricular. En consecuencia, la morfología de QRS de CVP y TV monomorfa genera información sobre el sitio de origen intraventricular.

El origen posible suele sugerir si la arritmia es idiopática o acompaña a alguna enfermedad estructural.

Las arritmias que nacen del ventrículo o del tabique interventricular derecho originan activación tardía de gran parte del ventrículo izquierdo, y así producen una onda S prominente en V1 conocida como configuración similar a la del bloqueo de rama del has izquierdo. Las arritmias que provienen de la pared libre del ventrículo izquierdo muestran una deflexión positiva notable en V1 y así surge una morfología similar a la del bloqueo de rama derecha del haz en V1. También es útil el eje del plano frontal de QRS. El eje dirigido en sentido inferior, tal como lo indican las ondas R dominantes en las derivaciones II, III y AVF, sugiere activación inicial del segmento craneal del ventrículo, en tanto que el del plano frontal dirigido en sentido superior (ondas S dominantes en II, III y aVF) sugieren activación inicial de la pared inferior.

Flúter ventricular es una TV monomorfa muy rápida tiene un aspecto sinusoidal, es imposible diferenciar el complejo QRS, de la onda T (figura 3B).

Las TV sinusoidales relativamente lentas tienen QRS ancha que denota lenificación de la conducción ventricular (figura 3C). Entre las causas pueden estar hiperpotasemia, toxicidad por efectos excesivos de fármacos que bloquean los conductos del sodio (como flecainida, propafenona o antidepresivos tricíclicos) e isquemia global e intensa del miocardio.

La TV polimorfa muestra una morfología de QRS siempre cambiante, lo que denota una sucesión cambiante en la activación ventricular.

La TV polimorfa que se presenta en el contexto de prolongación congénita o adquirida del intervalo QT suele tener una amplitud creciente y decreciente de QRS y así surge una imagen de "doblegamiento cerca de las puntas" que es la taquicardia ventricular (figura 3 D).

Figura 2: Taquicardia ventricular no sostenida monomorfa y recidivante (TV) nacida en el infundíbulo de salida de ventrículo derecho.

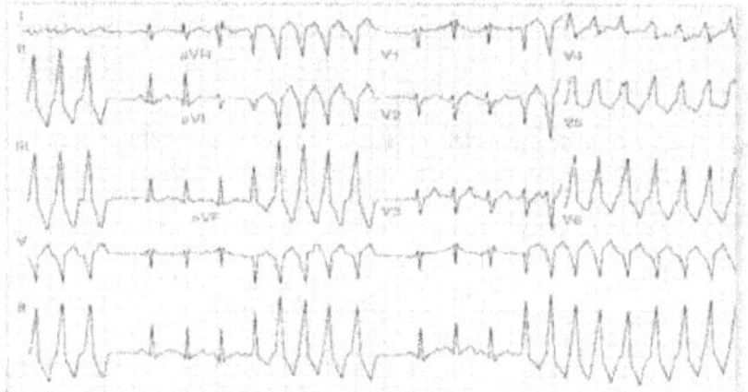

La TV tiene un perfil de bloqueo de la rama izquierda del haz con eje inferior y complejos QRS altos en las derivaciones inferiores
Fuente y elaboración: (Kasper, MD, y otros, 2015, págs. 1063).

La fibrilación ventricular (FV) muestra una activación irregular continua sin complejos QRS aislados o particulares (figura 3 E). La TV monomorfa o polimorfa puede mostrar transición hasta llegar a FV en pacientes susceptibles. (Kasper, MD, y otros, 2015, págs. 1063-1064).

Figura 3: Ejemplos de tipos de taquicardia ventricular (TV).

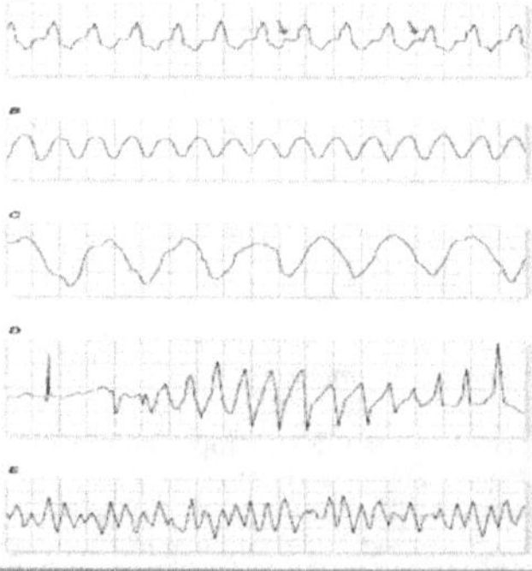

A: TV monomorfa con ondas P disociadas (flechas cortas). B: Flútter ventricular. C: VT sinusoidal por perturbaciones de electrolitos o efectos farmacológicos. D: TV polimorfa que es consecuencia de prolongación del intervalo QT (VT de taquicardia ventricular). E: Fibrilación ventricular.

Fuente y elaboración: *(Kasper, MD, y otros, 2015, págs. 1064).*

CLASIFICACIÓN SEGÚN EL QRS:
Tabla 3: Clasificación de las taquiarritmias.

FC mayor de 100 lpm	QRS estrecho (menor de 0,12 s) Despolarización ventricular a través del sistema de conducción íntegro.	Irregular	**FA** (300.600 lpm) línea basal ondulante por focos de reentrada múltiples en aurículas. **TQ auricular o flutter auricular** con bloqueo AV variable **TQ auricular multifocal** más de 3 ondas P seguidas distintas de la sinusal en una misma derivación.
		Regular	**Flutter auricular (ondas F a 250-350 lpm) TSV no ondas F:** TQ sinusal TQ auricular automática TQ de la unión TSV paroxística= TQ por reentrada AV (intranodal o por vía accesoria antidrómica =, auricular o sinusal.

| QRS ANCHO (mayor de 0.12 s) La despolarización ventricular al menos parcialmente es independiente del sistema de conducción ¡ver ECG previo! Para comparar y tener en cuenta si existen antecedentes personales de IAM, TV, marcapasos, síndrome de WPW o uso de antiarrítmicos. | Irregular | **FA más BRHH (bloqueo de rama de has de hiz)** (previo/ funcional). **FA más síndrome de WPW** (anchura QRS variable, vía accesoria antidrómica). **TV polimórfica** (QRS distintas entre sí). |
| | Regular | **TSV con BRHH o vía accesoria antidrómica** (síndrome de WPW, haz de Mahaim). **TSV** con QRS ancho por **fármacos/alteraciones iónicas.** **TV monomórfica** (criterios morfológicos, disociación AV, capturas y fusiones). **TV** mediada por **marcapasos.** |

Fuente y elaboración: (Vélez Rodriguéz , 2014, pág. 102)

EPIDEMIOLOGÍA:
La prevalencia de las taquiarritmias es cada vez mayor con el envejecimiento de la población. Los estudios epidemiológicos en la población con TSV son limitados. En la población general, la prevalencia de TSV es de 2.25 / 1000 personas y la incidencia es de 35/100 000 personas-año.

En centros especializados, AVNRT (taquicardia reentrante nodal atrioventricular) es el sustrato tratado con mayor frecuencia después de la FA (fibrilación auricular), seguido de aleteo auricular y AVRT (taquicardia reentrante atrioventricular), en pacientes remitidos para ablación con catéter.

Género femenino: Tienen un riesgo de desarrollar TSV dos veces mayor que el de los hombres y también tienen más probabilidades de verse afectadas por AVNRT que los hombres. Se ha sugerido una relación con el ciclo mensual, y los episodios son más frecuentes durante el embarazo en mujeres con TSV preexistente.

Género masculino: Tienen más probabilidades de verse afectadas por AVRT y WPW (Wolff Parkinson White) que el género femenino.

Edad: Las personas de ≥65 años o tienen más de cinco veces el riesgo de desarrollar TSV que las personas más jóvenes Los pacientes con TSV paroxística solitaria versus aquellos con enfermedad cardiovascular son más jóvenes, tienen una tasa de TSV más rápida, tienen un inicio más temprano de los síntomas y es más probable que su condición se documente por primera vez en el departamento de emergencias.

En la población general, la prevalencia de un patrón WPW en el electrocardiograma de superficie (ECG) varía de 0.15 a 0.25%, aumentando a 0.55% entre los familiares de primer grado de los pacientes afectados. Sin embargo, no todos los pacientes desarrollan TSV y la preexcitación intermitente no es rara. En comparación con la población restante, la población previa a la excitación es generalmente más joven, predominantemente masculina, y tiene menos comorbilidad. La proporción de pacientes con AVRT disminuye con la edad, mientras que la proporción de aquellos con AVNRT y TA (taquicardia auricular) aumenta con la edad.

Fibrilación auricular: Es la arritmia cardiaca más frecuente en la práctica clínica diaria. Su prevalencia es de 1,5-2% en la población general, y es previsible que en el año 2030 sea del 3% en adultos de 20 años o más. Este aumento podría tener relación con el envejecimiento de la población, el incremento en el diagnóstico de la FA silente y una mayor presencia de factores de riesgo, la prevalencia se incrementa con la edad (6-8% en mayores de 75 años), en el sexo femenino, en caucásicos (8%) y varía en función del territorio (más alta en Reino Unido [7,2%] y España [6,1%]). (Fisterra, 2020).

Aleteo auricular: La epidemiología del aleteo auricular no se conoce con certeza, ya que el aleteo auricular y la FA pueden coexistir. La prevalencia de FA antes de la ablación de aleteo oscila entre 24 y 62%, y después de la ablación podría ser de 30 a 70%. La incidencia general de aleteo auricular es de 88/100 000 personas-año en la población de los Estados Unidos anualmente. Ajustada por edad, la incidencia de aleteo auricular en los hombres (125/100 000) es> 2,5 veces mayor que la de las mujeres (59/100 000) y aumenta exponencialmente con la edad. (Brugada, y otros, 2020, págs. 5-6)

Taquicardias ventriculares: Se estima una prevalencia de entre el 1-4% en población sana, aumentando hasta un 8% en pacientes con cardiopatía previa. Esta aumenta con la edad, ciertos medicamentos, hábitos tóxicos, estados de tensión, durante la anestesia y son más frecuentes en el sexo masculino. (A. Melgar-Melgar, A. Ruiz-Salas, & Jiménez-Navarro, 2019, p. 8).

ETIOPATOGENIA:
Electrofisiología celular cardíaca:
Los miocitos son células altamente especializadas en la conducción de los impulsos eléctricos y en la contracción mecánica, algunos muestran automaticidad, que es la capacidad de las células cardíacas de sufrir una despolarización diastólica espontánea e iniciar un impulso eléctrico en ausencia de estímulos externos, su propagación es gracias a las uniones gap o de hendidura, que son estructuras de membrana especializadas formadas por múltiples canales iónicos intercelulares que facilitan la comunicación eléctrica y química entre las células.

El nódulo sinoauricular (ver figura 4) es el marcapasos principal del corazón, y posee un potencial de membrana en reposo de aproximadamente –60 mV.

La actividad conjunta de diversas corrientes da lugar a un flujo de entrada neto de sodio (Na+) y, por lo tanto, a un aumento del potencial de membrana, cuando este alcanza –40 mV, se activan las corrientes de calcio (Ca2+) (tipo T ICa,T- y tipo L ICa,L), que son los transportadores iónicos predominantes durante la fase de ascenso del PA (potencial de acción) de las células marcapasos (dependientes de Ca2+).

Figura 4: Sistema de conducción del corazón

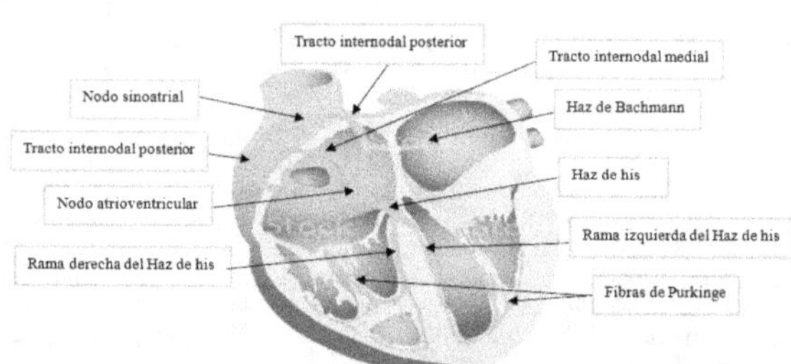

Fuente y elaboración: *La autora*

Posteriormente, se activan las corrientes de salida de potasio (K+) y se inactivan las corrientes de Ca2+. El potencial de membrana se reduce a causa del flujo de salida de K+, el principal ion repolarizante del corazón. Al alcanzar el potencial de membrana en reposo, el ciclo se repite continuamente una y otra vez.

El potencial de membrana de reposo de las células musculares es de –90 mV. La entrada de cargas eléctricas positivas (Ca2+ y Na+) a través de las uniones gap hace que el voltaje aumente y se aproxime al umbral (aproximadamente–65 mV) iniciándose de este modo un PA.

Fase 0: En este punto, se abren los canales de Na+, lo que origina una gran corriente de entrada de Na+, pero transitoria.
Fase 1: La corriente de Na+ se inactiva rápidamente, tras lo cual se produce una corriente de salida de K+ que inicia la repolarización.
Fase 2: Durante la fase de meseta del PA, la ICa,L desempeña un papel importante, al oponerse a la corriente de K+. La ICa,L es la principal vía de entrada de Ca2+ y desencadena la liberación de Ca2+ del retículo sarcoplásmico, con lo que se inicia la contracción del miocito.
Fase 3: La activación de los canales de K+ rectificadores tardíos y la inactivación de los canales de Ca2+ dan lugar a la interrupción de la fase de meseta e inician la repolarización tardía.
Fase 4: Por último, los canales de salida de K+ completan la fase de repolarización final.

Tras la contracción entra en fase refractaria, que se define como el intervalo de tiempo posterior a la despolarización durante el cual la célula no es excitable. Esto se debe a la falta de disponibilidad de una corriente despolarizante (que es la de Na+ en las células musculares). Se clasifica a manera general como absoluto o relativo en función de que no se pueda excitar la célula en absoluto o que requiera un estímulo superior a lo normal (ver figura 5).

Figura 5: Electrofisiología celular cardiaca

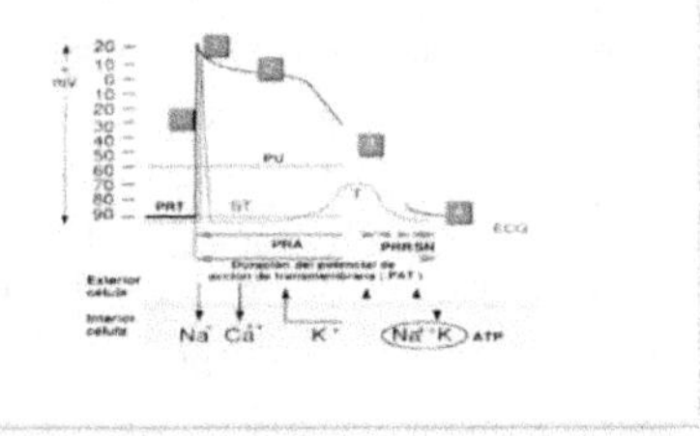

PRT: periodo refractario total, PRA: periodo refractario absoluto, PRR: periodo refractario relativo, PU: potencial umbral, ST (segmento ECG), T (onda T ECG).

Mecanismos de formación de taquiarritmias:
1.Trastornos de la formación del impulso.
Automatismo. Automatismo normal alterado. En condiciones normales, las células del nódulo sinoauricular poseen la frecuencia de descarga más rápida, y las células de los denominados marcapasos «subsidiarios» descargan a una frecuencia inferior manteniendo así el ritmo sinusal.

La frecuencia de descarga está determinada por la interacción de tres factores:

1.   El potencial diastólico máximo,
2.   El potencial umbral al que se inicia el PA y
3.   La rapidez o pendiente de la despolarización de la fase 4.

Un cambio en cualquiera de estos factores puede modificar la frecuencia de generación de los impulsos. El sistema nervioso autónomo es el encargado de controlar la actividad marcapasos y puede ser modulado por alteraciones metabólicas y fármacos.

La actividad parasimpática reduce la frecuencia de descarga de las células marcapasos al liberar acetilcolina e hiperpolarizar las células mediante un aumento de la conductancia de los canales de K+. En cambio, la actividad simpática aumenta la frecuencia sinusal, dado que las catecolaminas aumentan la corriente de entrada de Ca2+ (acortando la fase 2) y aumenta la pendiente de la repolarización de la fase 4.

Las anomalías metabólicas, como hipoxia e hipopotasemia, pueden potenciar la actividad automática normal.

Por tanto, las taquicardias debidas a este mecanismo se producen por alteraciones en la modulación del sistema nervioso autónomo (hiperactivación simpática o inhibición parasimpática).

Automatismo anormal. Las células miocárdicas no marcapasos de las aurículas y ventrículos, que en condiciones normales no muestran actividad espontánea, pueden presentar propiedades de automatismo. Esto puede ocurrir en situaciones en las que el potencial diastólico máximo se eleva hasta el potencial umbral, que se explica por la interacción de numerosas corrientes que, conjuntamente, dan lugar a una corriente despolarizante de entrada y una reducción de la conductancia del potasio.

La frecuencia intrínseca de un foco automático anormal depende del potencial de membrana; cuanto más positivo sea el potencial de membrana, más rápida será la frecuencia automática.

En este caso, un foco ectópico toma el mando del ritmo cardíaco predominado sobre las células marcapasos fisiológicas.

Actividad desencadenada. La actividad desencadenada (AD) consiste en la aparición de despolarizaciones que ocurren inmediatamente después de un PA, por oscilaciones del potencial de membrana que se producen durante o inmediatamente después de un PA precedente (postpotenciales), por lo que únicamente pueden producirse en presencia de un PA previo (el desencadenante). Cuando alcanzan el potencial umbral, se genera un nuevo PA, que genera una nueva respuesta desencadenada, que puede originar otra y así perpetuar el mecanismo.

Actividad desencadenada por postpotenciales precoces. Los postpotenciales precoces (PPP) son postpotenciales que se producen durante la fase de meseta del PA (PPP de fase 2) o durante la repolarización tardía (PPP de fase 3). Una condición fundamental que subyace al desarrollo de los PPP es la prolongación del PA, que se manifiesta en el electrocardiograma (ECG) de superficie como prolongación del intervalo QT, por lo tanto, este parece ser el mecanismo subyacente de la generación de taquicardias ventriculares en el síndrome de QT largo. Las arritmias inducidas por PPP dependen de la frecuencia y, en general, la amplitud de los PPP aumenta a frecuencias lentas.

En consecuencia, no se espera que este tipo de AD se produzca mediante extraestímulos.

Actividad desencadenada por postpotenciales tardíos. Los postpotenciales tardíos (PPT) se producen tras haberse completado la repolarización (durante la fase 4). La amplitud y la frecuencia de los PPT aumenta conforme disminuye la duración del ciclo cardíaco, por lo que las arritmias debidas a PPT ocurren cuando aumenta la frecuencia cardíaca.

Trastornos de la conducción:
Reentrada. La actividad eléctrica comienza en condiciones normales en el nódulo sinoauricular y continúa hasta que se ha activado todo el corazón célula a célula, de modo que el impulso cardíaco se extingue cuando se han descargado todas las fibras, quedando estas en período refractario absoluto.

No obstante, puede ocurrir que un grupo de fibras no se hayan activado durante la onda de despolarización inicial, quedando excitables antes de que muera el impulso y pudiendo servir como puente para excitar zonas que acababan de ser despolarizadas y que se han vuelto a recuperar de su despolarización inicial.

Reentrada anatómica. El mecanismo de reentrada anatómica se basa en un obstáculo anatómico no excitable rodeado por una vía circular en la que el frente de onda puede «reentrar» y crea circuitos de reentrada fijos y estables. El obstáculo anatómico determina la presencia de dos vías con bloqueo unidireccional. Como las dos vías tienen propiedades electrofisiológicas diferentes, el impulso se bloquea primero en la vía con período refractario más largo y conducción rápida y después se propaga por la vía lenta, excitando el tejido más allá de la vía bloqueada y volviendo en dirección inversa a lo largo de la vía bloqueada inicialmente para volver a excitar el tejido proximal al lugar del bloqueo y perpetuando el mecanismo de excitación.

Reentrada funcional. En la reentrada funcional, el circuito no está determinado por obstáculos anatómicos, sino que lo definen las heterogeneidades de las propiedades electrofisiológicas de las fibras contiguas, causadas por diferencias locales en el PA transmembrana (por ejemplo, transición miocitos- Purkinje). (A. Melgar-Melgar, A. Ruiz-Salas, & Jiménez-Navarro, 2019, págs.1-3).

Taquicardia sinusal inapropiada: El mecanismo subyacente sigue siendo poco conocido y es probable que sea multifactorial (p. Ej., Disautonomía, desregulación neurohormonal e hiperactividad intrínseca del nodo sinusal). Recientemente, se ha informado una mutación de ganancia de función del canal 4 activado por nucleótidos cíclicos activados por hiperpolarización de marcapasos (HCN4) en una forma familiar de TSI.

También hay evidencia en evolución de que los anticuerpos anti-receptor beta de inmunoglobulina G se encuentran en TSI. El pronóstico de IST generalmente se considera benigno y la arritmia no se ha asociado con la miocardiopatía inducida por taquicardia. (Brugada, y otros, 2020, pág. 14).

DIAGNÓSTICO CLÍNICO TAQUIARRITMIAS:

Por tratarse en ciertos casos de una patología con riesgo inminente de muerte, es preciso que en todo paciente que llega al servicio de emergencia refiriendo clínica cardiovascular se defina situación hemodinámica inicialmente para proceder al manejo pertinente inmediato.

Hemodinámicamente inestable: Presencia de síntomas y signos de bajo gasto cardíaco. Signos de congestión como edema agudo de pulmón, clínicas compatibles con síndrome coronario agudo. Requiere un manejo terapéutico inmediato, sin ser estrictamente necesaria la tipificación exacta de la arritmia.

Hemodinámicamente estable En este caso, no se precisa tratamiento inmediato, con lo cual se pretenderá tipificar la arritmia con vistas a instaurar un tratamiento específico. (A. Melgar-Melgar, A. Ruiz-Salas, & Jiménez-Navarro, 2019, pág.3).

Las arritmias en cuestión pueden ser asintomáticas y surgir de forma inesperada como una irregularidad del pulso o de los ruidos cardiacos en la exploración, o se detectan en el electrocardiograma (ECG) corriente, pruebas de esfuerzo, o monitoreo del corazón por medio de ECG de lo cual hablaremos en el diagnóstico.

Consideraremos los siguientes:
1. Síntomas relacionados (disnea, dolor torácico, localización de las palpitaciones –tórax, cuello–, etc.) y gravedad de los mismos.
2. Inicio y fin: brusco o progresivo. Que finalicen de forma brusca con maniobra de Valsalva orienta a una implicación del nodo AV en el mecanismo de la taquicardia (en ocasiones las taquicardias auriculares focales y las taquicardias ventriculares cesan con maniobra de Valsalva).
3. Duración del episodio.
4. Factores desencadenantes (ejercicio, reposo, etc.).
5. En ocasiones los pacientes refieren si el pulso es rítmico o arrítmico.
6. Episodios previos, frecuencia de presentación y síntomas.
7. Antiarrítmicos utilizados en crisis previas y eficacia de los mismos.
8. Tratamiento antiarrítmico habitual entre crisis y otros fármacos que se estén administrando al paciente.

Antecedentes personales:
Son los siguientes:
1. Consumo de tóxicos (tabaco, alcohol, estimulantes, café, etc.).
2. Antecedentes de enfermedad tiroidea, enfermedad pulmonar obstructiva crónica (EPOC).
3. Antecedentes de cirugía previa, radioterapia, quimioterapia.
4.Antecedentes de cardiopatía previa (cardiopatía isquémica, insuficiencia cardíaca, cardiopatía valvular, cardiopatía congénita, etc.).
5. Antecedentes psiquiátricos.
6. Antecedentes familiares de muerte súbita y/o cardiopatía.
7.Tratamiento habitual (especial atención a fármacos simpaticomiméticos). (A. Melgar-Melgar, A. Ruiz-Salas, & Jiménez-Navarro, 2019, págs.3-4).

Presentación clínica de Taquicardias supraventriculares:
La evaluación inicial apunta a una arritmia recurrente cuando el modo de inicio / finalización es repentino, a menudo se asocia con un cambio de posición y la taquicardia se percibe como regular. El inicio de los

episodios, la frecuencia y las condiciones para desencadenar la arritmia son pistas importantes para un diagnóstico específico, puede haber evidencia de que acciones específicas conducen a la terminación de la arritmia. (Brugada, y otros, 2020, pág. 7).

El impacto de la TSV en un individuo se basa en una variedad de factores y puede provocar palpitaciones, fatiga, aturdimiento, molestias en el pecho, disnea, signos de bajo gasto cardiaco como hipotensión (tensión arterial sistólica inferior a 90 mm Hg), hipoperfusión distal, frialdad, palidez, alteración de la conciencia.

Un individuo con un inicio en la adolescencia o antes es menos probable que tenga TA o FA continuando hasta la edad adulta más apuntará hacia un mecanismo reentrante. La disnea u otros signos y síntomas clínicos de IC pueden ocurrir cuando el paciente ha desarrollado taquicardiomiopatía. El mareo en asociación con TSV no es infrecuente.

El presíncope y el síncope son menos comunes y tienden a asociarse con la presentación en personas mayores con síntomas más extremos como mareos, en vista de las características menos acomodativas de la circulación; las caídas de la presión arterial suelen ser inmediatas y tienden a recuperarse. En algunos pacientes, se puede dilucidar una descripción de poliuria (posiblemente debido a la actividad del péptido natriurético auricular inducido por estiramiento auricular), aunque esto es infrecuente. Los riesgos directos debido a TSV son inusuales, pero en situaciones específicas (por ejemplo, en pacientes con síndrome de WPW y FA, después de la operación del interruptor auricular) puede conducir a la muerte súbita cardíaca.

Un inicio repentino más probable apunta a TRNAV o TRAV, aunque un TA también puede presentarse de esta manera. Las características en términos de regularidad o irregularidad son útiles. La duración de los episodios individuales puede ayudar en términos de diferenciación. Las taquicardias recurrentes tienden a durar más que los episodios de TA, lo que puede ocurrir en una serie de corridas repetitivas. Las descripciones claras de los golpes en el cuello, el llamado 'signo de la rana', o el 'aleteo de la camisa ' señalarían las posibles influencias competitivas de la contracción auricular y ventricular en la válvula tricúspide, y TRNAV como causa probable.

La TSV puede no ser reconocida en la evaluación médica inicial y las características clínicas pueden imitar el trastorno de pánico. En pacientes con posible taquicardia sinusal asociada con ansiedad y síndrome de taquicardia ortostática postural (POTS), es importante descartar la posibilidad de una taquicardia recurrente. (Brugada, y otros, 2020, págs. 5-6).

Presentación clínica taquicardia ventricular:
Presentan sintomatología semejante, pero ellas tienen mayor compromiso hemodinámico lo que requiere medidas más invasivas para revertirla. El que depende de una arritmia ventricular suele denotar que existe un riesgo significativo de que más adelante acaezca paro cardiaco y muerte súbita por reaparición de la arritmia.

Las causas benignas del síncope como el síncope neurocardiogénico mediado por reflejos (vasovagal) y la hipotensión ortostática suelen ser más comunes, pero es importante considerar la posibilidad de cardiopatías o un síndrome genético que ocasione TV. TV sostenidas pueden manifestarse por paro cardiaco, a menudo con degeneración de TV hasta llegar a FV. En ocasiones el enfermo tolerará hemodinámicamente TV sostenida, y se manifestará en el comienzo por disminución de la capacidad de ejercicio o exacerbación de la insuficiencia cardiaca. Muchos sujetos que están expuestos al riesgo tienen alguna cardiopatía corroborada y pueden tener algún DCI (desfibrilador cardioversor implantable). En personas que tienen un DCI, los episodios espontáneos de TV pueden desencadenar una crisis de obnubilación transitoria, palpitaciones o sincope para después surgir choque por DCI. (Kasper, MD, y otros, 2015, pág.1064).

CRITERIOS DE INGRESO DE LAS TAQUIARRITMIAS:
Criterios de ingreso en área de observación de urgencias
Son los siguientes:
1. Arritmias sintomáticas hemodinámicamente estables que precisan cardioversión farmacológica urgente y monitorización electrocardiográfica, y que no han sido revertidas después de la administración del tratamiento inicial.
2. Arritmias sintomáticas que precisan un control urgente de la frecuencia ventricular, que no se ha conseguido después de la administración del tratamiento inicial.
3. Arritmias secundarias a intoxicación, o como efecto adverso de fármacos, que no precisan cuidados intensivos, que deban ser monitorizadas electrocardiográficamente y su duración se prevea inferior a 24 horas.

Criterios de ingreso hospitalario en cardiología
Estos criterios son:

1. Arritmias inestables hemodinámicamente que han necesitado cardioversión urgente, eléctrica o farmacológica, y que no precisan vigilancia intensiva.
2. Arritmias que hayan descompensado una cardiopatía no filiada, independientemente de que esta sea o no la causante de la alteración del ritmo.
3. Arritmias que precisan marcapasos intravenoso provisional o en las que se confirma la necesidad de colocación de marcapasos definitivo.
4. Arritmias secundarias a intoxicación, o como efecto adverso de fármacos, que no precisen cuidados intensivos, deban ser monitorizadas electrocardiográficamente y su duración se prevea superior a 24 horas.

Criterios de ingreso en Unidad de Cuidados Intensivos

Son los siguientes:

1. Arritmias secundarias a IAM.
2. Arritmias secundarias a la administración de fármacos, que necesitan vigilancia o cuidados intensivos.
3. Arritmias hemodinámicamente inestables que han requerido cardioversión urgente, eléctrica o farmacológica, y que precisan vigilancia intensiva.
4. Arritmias que han desembocado en una parada cardíaca, ya resuelta, para la realización de los cuidados postreanimación. (A. Melgar-Melgar, A. Ruiz-Salas, & Jiménez-Navarro, 2019, pág.9).

DIAGNÓSTICO POR EXÁMENES COMPLEMENTARIOS:

Laboratorio:
Los recuentos sanguíneos completos y un perfil bioquímico, que incluyen la función renal, los electrolitos y las pruebas de la función tiroidea, pueden ser útiles en casos específicos. (Brugada, y otros, 2020, pág. 14).
Pruebas de coagulación, glucosa, gasometría, análisis tóxicos en orina y sangre según sospecha clínica. (A. Melgar-Melgar, A. Ruiz-Salas, & Jiménez-Navarro, 2019, pág. 4).

Imagen:
ECG de 12 derivaciones:
• En la medida de lo posible, habrá que practicarlo para identificar contracciones ventriculares prematura (CVP).
  TV no sostenida y TV monomorfa.
• La morfología de QRS sugiere que el ventrículo es la región de origen.
  V1 – S dominante = tabique o ventrículo derecho.
  V1 – R dominante = ventrículo izquierdo.
  Eje superior: origen en la pared inferior.
  Eje inferior: región del infundíbulo de salida o pared anterior.

ECG ambulatorio en arritmia transitoria.
• Monitoreo ambulatorio:
Monitoreo Holter continuo durante 24 a 48 h.
Útil para valoración de síntomas diarios y la cuantificación de CVP.
•Registro de trastornos: Se puede utilizar por semanas cada vez.
Útil para valorar síntomas poco frecuentes.
El paciente también necesita activarse, posiblemente no identifique arritmias asintomáticas.

Estudio electrofisiológico penetrante:
Con él se puede identificar el diagnóstico definitivo de TV en comparación con taquicardia supraventricular con sitios anómalos o preexcitación ventricular.

• Puede desencadenar algunas arritmias que por lo demás son poco frecuentes.
• Permite la posible ablación transcatéter.
• Los riesgos del procedimiento dependen del acceso vascular, de si se realiza ablación y del sitio del sustrato arrítmico.

Ecocardiograma.
• Radiografía de tórax y lateral: valorar datos sugestivos de Insuficiencia cardiaca.
• Monitor de episodios: Dispositivo de electrocardiograma portátil disponible, al conectarlo al cuerpo y presionar un botón cuando tienes síntomas.
• Grabador de ciclo implantable: Este dispositivo detecta ritmos cardíacos anormales, y se implanta debajo de la piel en la zona del pecho.

Métodos de esfuerzo:

• Útiles para valorar arritmias y síntomas inducidos por ejercicio.
• La respuesta del intervalo QT al ejercicio puede ser anormal en   el síndrome de QT prolongado.

Prueba de la mesa inclinada: Tu médico puede recomendar esta prueba si tuviste desmayos. Se controla la frecuencia cardíaca y la presión arterial mientras permaneces acostado sobre una mesa. Luego la mesa se inclina como si estuvieras de pie. El médico observa cómo el corazón y el sistema nervioso que lo controla responden al cambio de ángulo. (Kasper, MD, y otros, 2015, págs.1065).

Fármacos:
A la hora de diagnosticar una TSV de QRS estrecho, es útil evaluar la reacción a los tratamientos que incrementan la tensión del nervio vago y a la administración de adenosina:

1. Inducción de un bloqueo AV temporal, manifestación de la actividad eléctrica de las aurículas y aparición de una disociación de las ondas P: En TA unifocal o FLA (flutter auricular).
2. Reducción transitoria de la frecuencia auricular: En taquicardias basadas en un automatismo intensificado/patológico (TA unifocal, taquicardia sinusal y Taquicardia ectópica de la unión).
3. Terminación de la taquicardia: Mediante la interrupción de los circuitos de reentrada en la TRNAV y la TRAV gracias a la influencia sobre el nodo AV, que forma parte de ese bucle; con menos frecuencia, una actividad desencadenada ralentiza o detiene las taquicardias sinusales por reentrada y las TA.
4. Sin influencia en la taquicardia: Cuando la posología o la administración de adenosina no son las adecuadas, o en TV septales superiores. (Lesniak, 2019).

DIAGNÓSTICO ELECTROCARDIOGRÁFICO DE TAQUIARRIMIAS SUPRAVENTRICULARES:

Irregulares QRS Estrecho:
Taquicardia auricular multifocal o caótica (ver figura 6):

1. Frecuencia de 100-180 lpm.
2. Ondas P de morfología variable, encontrándose, al menos 3 formas de ondas P diferentes.
3.Cada P va seguida de un QRS con un intervalo PR variable.
4. Intervalo PP irregular, con frecuencia ventricular irregular.

Figura 6: Taquicardia auricular multifocal

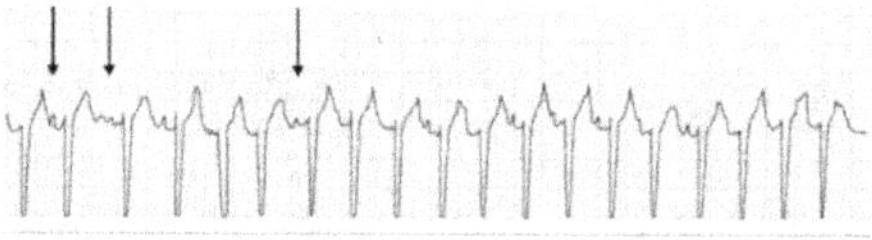

Trazos de ritmo obtenidos en un paciente con neumopatía grave durante una enfermedad aguda. Flechas: destacan tres morfologías diferentes de onda P.

Fuente y elaboración: *(Lesniak, 2019).*

Fibrilación auricular:
1.Presencia de ondas f (oscilaciones de baja amplitud) y ausencias de onda p.
2.Frecuencia auricular en torno a 300-600 lpm.
3.Complejo QRS irregular con intervalo RR irregular (salvo bloqueo auriculoventricular concomitante con ritmo de escape).
Flútter auricular con conducción variable: Al producirse distintos grados de conducción AV, hacemos mención en las regulares (ver figura 7).

Regulares QRS Estrecho:
Flútter auricular:
1.Ondas de sierra auriculares (ondas f) a una frecuencia en torno a 250-350 lpm, más visibles en las derivaciones, DII, DIII y avF, en el Flúter típico antihorario negativas y en el horario positivas.
2.Los complejo QRS pueden ser rítmicos en relación con la actividad auricular 2:1, 3:1, etc.
3.Conducción ventricular variable dando lugar a intervalos RR irregulares (flúter con conducción variable).

Figura 7: ECG en un enfermo con flútter auricular típico

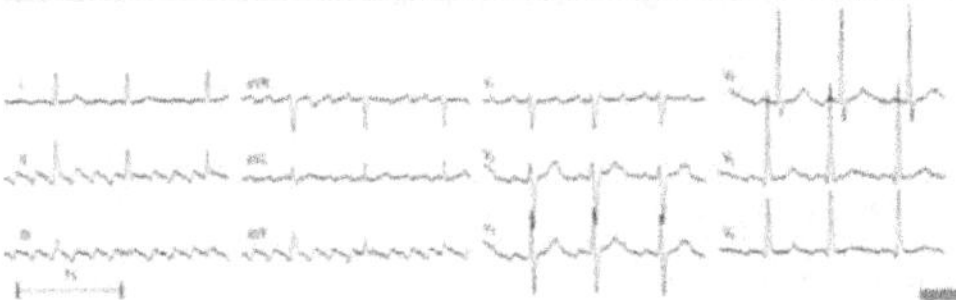

Fuente y elaboración: (Lesniak, 2019).

Taquicardia sinusal:
1. Las ondas p sinusales se caracterizan por mostrar un eje en el plano frontal dirigido hacia abajo y a la izquierda, y las ondas p positivas en derivaciones II, III y aVF.
2. Una onda p negativa en aVR y unas ondas p bifásica inicialmente positiva en V1.
3. El ritmo sinusal normal es de 60 a 100 latidos por minuto (lpm). Surge típicamente la taquicardia sinusal (>100 lpm) en reacción a la estimulación simpática y el "escape" o interrupción vagal.

Taquicardia de reentrada nodal auriculoventricular (ver figura 8):
1. Frecuencia cardíaca en torno a 150-250 lpm y complejo QRS igual o similar al basal.
2. Las ondas P suelen quedar ocultas dentro del QRS, aunque en ocasiones aparecen justo antes o después, generando una pseudo-S o Pseudo-r (onda p retrógrada).
3. Las ondas P en caso de ser visibles, suelen ser negativas en DII, DIII y avF (dirección superior) y positivas en avR.

Figura 8: Taquicardia de reentrada nodal AV

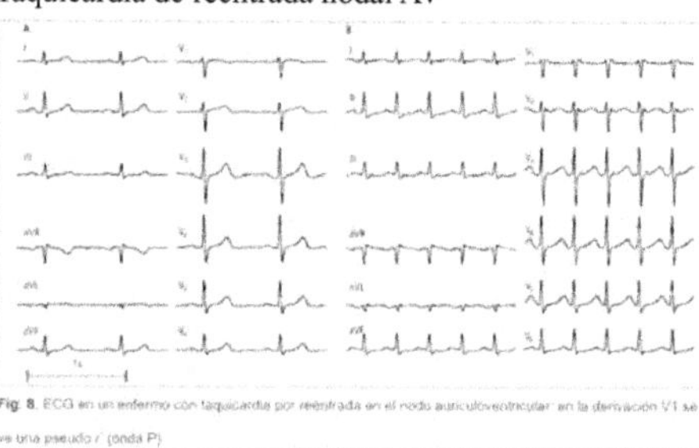

Fig. 8. ECG en un enfermo con taquicardia por reentrada en el nodo auriculoventricular: en la derivación V1 se ve una pseudo r (onda P)

Fuente y elaboración: (Lesniak, 2019).

Taquicardia ortodrómica: Mediada por vía accesoria y síndrome preexcitación (ver figura 10) junto a otras dos que se mencionan más adelante.

1. En la mediada por la vía accesoria la onda p aparece detrás del QRS.
2. Aumento del intervalo PR.

Taquicardia auricular focal (ver figura 9):
1. Frecuencia cardiaca en torno a 150-200 lpm.
2. Ondas P de morfología estable y diferente a la P sinusal.
3. Onda P precede QRS igual al basal, conducirse con aberrancia o no seguirse de ningún QRS si existe un bloqueo AV funcional 2:1.
4. El intervalo PR suele ser normal o prolongado.

Figura 9: Taquicardia auricular focal de diferentes sitios auriculares

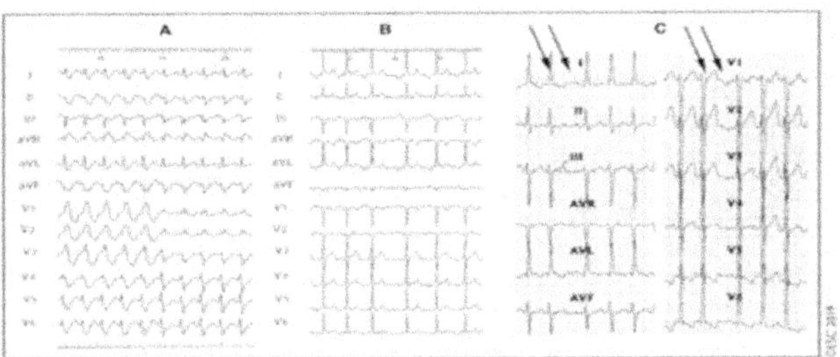

Taquicardia auricular focal. (A) Taquicardia auricular focal originada en la aurícula lateral derecha
realizada inicialmente con aberración completa y luego incompleta del bloqueo del haz de ramas
derecho. (B) Taquicardia auricular focal que se origina en la aurícula izquierda (vena pulmonar superior
izquierda). (C) Taquicardia auricular focal del apéndice auricular derecho. Disociación auriculoventricular
durante el masaje del seno carotídeo (ondas P indicadas por flechas).

Fuente y elaboración: (Brugada, y otros, 2020, pág. 20).

QRS ancho irregular mediadas por vía accesoria y síndrome de preexcitación (ver figura 10):

Fibrilación auricular preeexcitada:
1.Ritmo irregular ancho con diferente preexcitación según grados de conducción de impulsos auriculares al ventrículo por la vía accesoria y el nodo auriculo ventricular.

Síndrome de Wolff Parkinson White:
1.Detectaremos PR corto, presencia de onda delta (menor a 120 ms) y ensanchamiento de QRS.
2.Es frecuente encontrarse alteraciones secundarias de repolarización que generalmente siguen una dirección contraria al voltaje de la onda delta y el QRS.
3.La frecuencia ventricular puede superar los 250 lpm.

Figura 10: ECG de un enfermo con Wolf Parkinson White

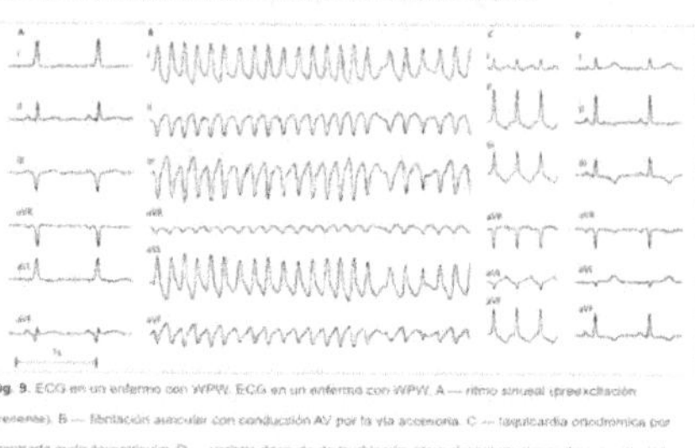

Fuente y elaboración: (Lesniak, 2019).

DIAGNÓSTICO ELECTROCARDIOGRÁFICO DE TAQUIARRITMIAS VENTRICULARES:

Criterios diagnósticos electrocardiográficos establecidos de taquicardia ventricular:

Se menciona que en su gran mayoría los criterios y algoritmos diagnósticos establecidos (ver figura 11) no han dado los resultados esperados y en la práctica tienen un rendimiento del 70-80%.

Figura 11: Criterios y algoritmos para el diagnóstico de taquicardia ventricular

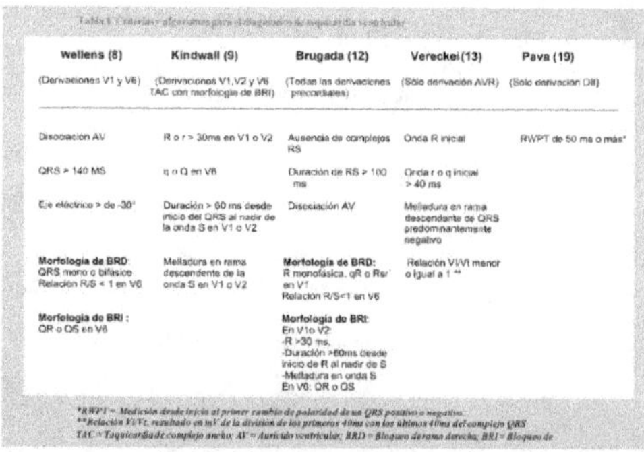

Tabla 1. Criterios y algoritmos para el diagnóstico de taquicardia ventricular

Wellens (8)	Kindwall (9)	Brugada (12)	Vereckei (13)	Pava (19)
(Derivaciones V1 y V6)	(Derivaciones V1, V2 y V6 TAC con morfología de BRI)	(Todas las derivaciones precordiales)	(Sólo derivación AVR)	(Sólo derivación DII)
Disociación AV	R o r > 30ms en V1 o V2	Ausencia de complejos RS	Onda R inicial	RWPT de 50 ms o más*
QRS > 140 MS	q o Q en V6	Duración de RS > 100 ms	Onda r o q inicial > 40 ms	
Eje eléctrico > de -30°	Duración > 60 ms desde inicio del QRS al nadir de la onda S en V1 o V2	Disociación AV	Melladura en rama descendente de QRS predominantemente negativo	
Morfología de BRD: QRS mono o bifásico Relación R/S < 1 en V6	Melladura en rama descendente de la onda S en V1 o V2	**Morfología de BRD:** R monofásica, qR o Rsr' en V1 Relación R/S<1 en V6	Relación Vi/Vt menor o igual a 1**	
Morfología de BRI: QR o QS en V6		**Morfología de BRI:** En V1 o V2: -R >30 ms, -Duración >60ms desde inicio de R al nadir de S -Melladura en onda S En V6: QR o QS		

*RWPT= Medición desde inicio al primer cambio de polaridad de un QRS positivo o negativo.
**Relación Vi/Vt, resultado en mV de la división de los primeros 40ms con los últimos 40ms del complejo QRS
TAC = Taquicardia de complejo ancho; AV = Aurículo ventricular; BRD = Bloqueo de rama derecha; BRI = Bloqueo de

Fuente y elaboración: (Asenjo, Morris, Sanhueza, Ortíz, & Cereceda, 2020, pág. 57).

En este sentido, es destacable el estudio recientemente publicado por Jastrzębski (ver tabla II), basado en el análisis de 786 trazados, establecieron un score para definir el diagnóstico de TV. De numerosos criterios previamente analizados, seleccionaron 7 de acuerdo con su rendimiento y simplicidad, asignando 1 punto a 6 de ellos, y 2 a la presencia de disociación AV. Considerando que es improbable encontrar un patrón definitivo de TV, la suma de estos, parece ser un método de mayor rendimiento diagnóstico. (Asenjo, Morris, Sanhueza, Ortíz, & Cereceda, 2020, pág. 58).

Tabla II. Score diagnóstico de taquicardia ventricular (modificado de Jastrzebski).
Criterios:
Valoración de 1 punto: onda R inicial en V1, onda r inicial >40ms en V1 o V2, melladura de onda S en V1, onda R inicial en aVR, RWPT > o igual a 50ms en DII, ausencia de RS en precordiales.
Valoración de 2 puntos: disociación aurículo ventricular.

Puntuación	Sensibilidad	Especificidad
1	93.3 %	63.2%
2	76.4%	88.3%
3	56.9%	99.6
4 o >	32.6%	100 %

RWPT: duración del segmento desde el inicio al primer cambio de polaridad de un complejo QRS positivo o negativo. TV: taquicardia ventricular. Modificado de Jastrzebski.

Fuente y elaboración: *(Asenjo, Morris, Sanhueza, Ortíz, & Cereceda, 2020, pág. 58).*

<u>QRS ancho irregular</u>
Taquicardia Ventricular polimórfica:
1. Presentarse en rachas no sostenidas, con una frecuencia ventricular de 200-250 lpm; y a veces degenera en FV.

2.Disociación auriculoventricular (se caracteriza porque hay más complejos ventriculares que ondas P y que estas no se relacionan con los complejos QRS (Ver figura 12).

3.Las QRS son muy anchos y atípicos, cambiando, de forma cada 4-8 ciclos; en caso de torsades de pointes se produce una torsión paulatina de las puntas del ECG, en torno a la línea isoeléctrica.

4.Suele aparecer en el ECG basal con QT largo.

Figura 12: Taquicardia Ventricular Polimorfa

A

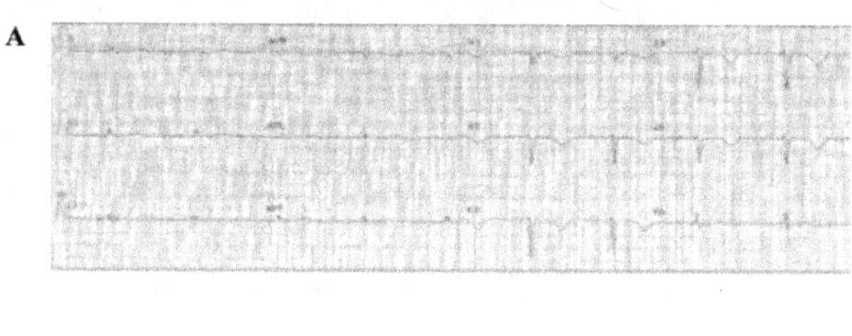

B

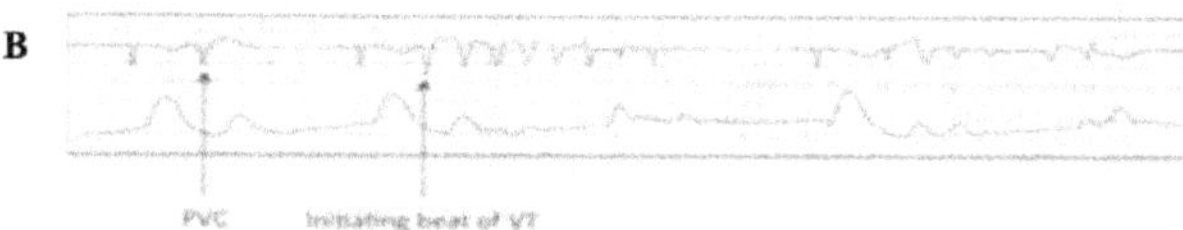

Electrocardiograma (ECG) de un paciente con QT prolongada y episodios de taquicardia ventricular polimorfa en entorchado (TV). A: ECG de 12 derivaciones en que se señala frecuencia cardiaca de 54 latidos; inversión de T de la pared anterior e intervalo QT de 600 ms. El intervalo QT corregido (QTc) es de 585 ms. B: Trazos ECG telemétricos con ondas pulsátiles digitales que señalan andanadas de VT ventricular polimorfa. Es característica la serie inicial de VT, y PVC induce una pausa seguida de un latido sinusal que tiene QT más largo e interrupción de la onda T por una PVC que constituye el primer latido de VT. En este caso la VT quedo yugulada por sí misma.

Fuente y elaboración: (Kasper, MD, y otros, 2015, págs. 1497).

<u>QRS ancho regular:</u>
Taquicardia ventricular monomórfica:

1. QRS mayor de 120 ms, regular, con una frecuencia en torno a 130-250 lpm, con morfología única.

2. Disociación auriculoventricular, complejos de fusión y capturas (ver figura 2 y 13).

Figura 13: Taquicardia ventricular monomórfica

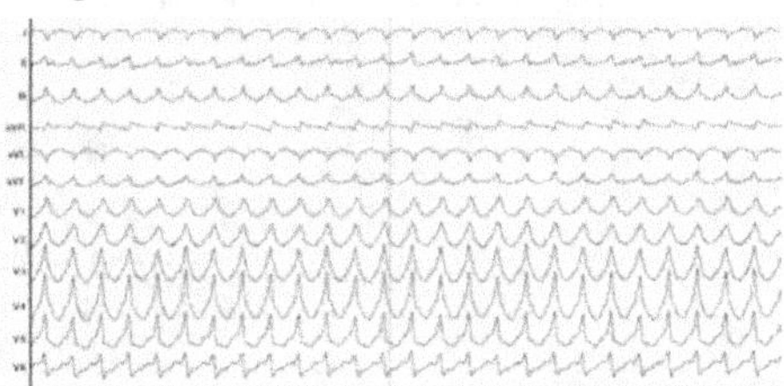

Fuente y elaboración: *(A. Melgar-Melgar, A. Ruiz-Salas, & Jiménez-Navarro, 2019, p. 5220).*

DIAGNÓSTICO DIFERENCIAL:

Está centrado principalmente en diferenciar todas las Taquicardias Supraventriculares de QRS ancho de las Taquicardias Ventriculares (ver tabla 5), la Taquicardia Auricular Focal es difícil de diferencian de la Taquicardia sinusal.

La taquicardia sinusal inapropiada es de exclusión de taquicardia sinusal postural, taquicardia sinusal entrante o taquicardia auricular focal.
Para diagnosticar Síndrome de Taquicardia Ortostática Postural (POTS) deben eliminarse otras causas de Taquicardia Sinusal como: hipovolemia, anemia, hipertiroidismo, embolia pulmonar o feocromocitoma.

Tabla 5: Diferencias en el electrocardiograma (ECG) para el diagnóstico de taquicardia por complejo QRS ancho (> 120 ms).

A favor de taquicardia supraventricular	A favor de taquicardia ventricular
Inicio con onda p prematura	Inicio con complejo QRS prematuro
Complejos QRS idénticos al ritmo basal	Complejos QRS idénticos a las extrasístoles ventriculares observadas durante el ritmo sinusal.
Secuencia <larga-corta> que precede al inicio	Secuencia <corta-larga> que precede al inicio
Cambios en el intervalo P-P que preceden a los cambios en el intervalo R-R	Cambios en el intervalo R-R que preceden a los cambios en el intervalo P-P
Morfología de QRS compatible con conducción aberrante en derivaciones precordiales	Morfología de QRS no compatible con conducción aberrante en derivaciones precordiales
Enlentecimiento o finalización con maniobras vagales	Disociación auriculoventricular o cualquier relación auriculo-ventricular distinta a 1:1.

A favor de taquicardia supraventricular	A favor de taquicardia ventricular
Siempre desde el inicio de QRS hasta su máximo (positivo o negativo < 50 ms. Duración de QRS ≤ 0,14 s	Tiempo desde el inicio de QRS hasta su máximo (positivo o negativo ≥ 50 ms
	Duración de QRS > 0,14 s
	Desviación del eje izquierdo (en especial de -90o a -180o)
	Patrón de progresión de onda R concordante en precordiales
	Patrón de bloqueo de rama contralateral a partir de ritmo de reposo.
	R, q o r iniciales > 40 ms o Q mellado en avR
	Ausencia de complejo rS en cualquier precordial.
	Latidos de fusión y/o latidos de captura

Fuente y elaboración: *(A. Melgar-Melgar, A. Ruiz-Salas, & Jiménez-Navarro, 2019, p. 5220).*

TRATAMIENTO:
NO FARMACOLÓGICO:

Como en toda patología, es recomendable llevar un **estilo de vida saludable y mantener reposo**, en ciertos casos como el POTS se quiere aumentar el volumen sanguíneo por lo que sugieren una dieta con ingesta de sal 10-12 gramos y agua de 2-3 litros, ejercicio y prendas de compresión para reducir la acumulación venosa.

De ser el caso, suprimir desencadenantes (fármacos, bebidas, patologías, etc.)

INESTABILIDAD HEMODINÁMICA:
1.MEDIDAS GENERALES:

1.1. Monitorización continua y anotar TA antes y después de la aplicación de un fármaco.

1.2. Canalizar vía periférica de preferencia con dextrosa al 5% en agua si no existe contraindicación.

1.3. Oxígeno por razones necesarias.

1.4. ECG de 12 derivaciones STAT.

1.5. Sondaje vesical y medición de diuresis horaria.

2. CARDIOVERSIÓN ELÉCTRICA (I /B):

Previa sedación con: Midazolam en dosis inicial de 5 mg por vía intravenosa lenta. Para ello, se diluye en suero fisiológico para obtener una concentración de 1 mg/ml y se perfunde a un ritmo de 1 ml/minuto hasta obtener una sedación completa. También se puede utilizar, si se prefiere, sedación con propofol.

• Taquiarritmias supraventriculares: Onda monofásica: Iniciar con 100 J. e ir aumentando 50 J. progresivamente hasta conseguir objetivo.
• Taquiarritmias Ventriculares:
• Onda monofásica (200 J.) con incremento progresivo de 50 J. hasta 360 J.
• Onda bifásica (100 J.) con incremente progresivo de 50 J. hasta 200 J.
• Existe controversia sobre su uso en paciente que toman digoxina.

3.CARDIOVERSIÓN FARMACOLÓGICA:

Amiodarona (IIb/B): 5-7 mg/kg IV.
Diluir 3 ampollas (450 mg) en 10 ml y pasar IV en 15 minutos, si no hay resultado repetir la misma dosis y pasar en una hora, de no lograr revertir, intentar otra cardioversión eléctrica.
Con arritmia, pero estable: Amiodarona 1,2-1.8 gramos en 24 horas, debemos restar lo ya administrado.
Sin arritmia y estable: Impregnación de amiodarona vía oral teniendo en cuenta lo ya administrado.

Impregnación:
Semana 1: 200 mg/8 horas.
Semana 2: 200 mg /12 horas.
Cinco días de la semana: Mantener con 200 mg/24 horas.
En ausencia de cardiopatía estructural podemos utilizar:
Flecainida (IIa/B): 1,5- 3 mg/kg en 100 ml de solución pasar IV en 20 minutos. Vía oral: 200-300 mg seguido de 100 mg /12 horas.
Propafenona (IIa/B): 1,5-2 mg /kg en 100 ml de solución pasar IV en 20 minutos. Vía oral: 450-600 mg
Procainamida (IIa/B): 50 mg IV en un minuto, dosis máxima 1 gramo.

Tabla 6: Fármacos antiarrítmicos.

Clasificación de Vaughan Williams de los fármacos antiarrítmicos.	
Clase	**Fármaco**
IA: Supresión de extrasístoles auriculares y ventriculares, supresión de TSV y TV, supresión de FA o aleteo auricular y de FV.	Quinidina Procainamida* Disopiramida*
IB: Supresión de las arritmias ventriculares (extrasístoles ventriculares, TV, FV).	Lidocaína Mexiletina Fenitoína
IC: Supresión de extrasístoles auriculares y ventriculares, supresión de TSV y TV, supresión de FA o aleteo auricular y de FV.	Flecainida Propafenona

II: Taquicardias supraventriculares (extrasístoles auriculares, TS, TSV, FA, aleteo auricular) y arritmias ventriculares (a menudo, como tratamiento de sostén).	Betabloqueantes: Acebutol , Atenolol , Betaxolol , Bisoprolol, Carvedilol, Esmolol, Metoprolol, Nadolol, Propranolol, Timolol.
III: (Fármacos estabilizadores de la membrana). Usos: todas las taquicardias, excepto la TV polimorfa en entorchado (torsades de pointes).	Bretilio* Sotalol Amiodarona Azimilida* Dofetilida Dronedarona Ibutilida Vernakalant
IV: Antagonistas de los canales de calcio no dihidropinidínicos. Terminación de TSV y reducción de la frecuencia de una FA rápida o un aleteo auricular.	Verapamilo Diltiazem
Otros fármacos	Adenosina Digoxina
*disponibilidad incierta.	

Fuente y elaboración: *(Rodriguez Garcia , et al., 2012, p. 233).*

ESTABILIDAD HEMODINÁMICA:

1.MANIOBRAS VAGALES: En la actualidad solo se utilizan las siguientes:

- **Masaje del seno carotideo:** Se efectúa con el cuello extendido y la cabeza lateralizada al lado contrario, masajear durante 3-5 s, sobre el glomus carotideo, que se corresponde con la bifurcación de la carótida común en carótidas externa e interna.

  Está contraindicada en pacientes con riesgo de aterosclerosis carotidea, por ello se recomienda la auscultación carotidea con el objeto de identificar soplos que indiquen la presencia de placas de ateroma. Nunca aplicar el masaje a ambos lados simultáneamente.

- **Maniobra de Valsalva:** Cerrar la glotis y efectuar esfuerzo con la musculatura abdominal como si se intentase defecar.

- **Maniobra de Valsalva postural:** Consiste en mantener la espiración forzada a 40 mm Hg durante 15 segundos, estando el paciente sentado, para posteriormente tumbarlo y levantarle las piernas 45° durante otros 15 segundos.

2.FÁRMACOS:

Existen contraindicaciones claras para su administración

- Inestabilidad hemodinámica.
- Insuficiencia cardiaca con fracción de eyección del Ventrículo Izquierdo reducida.

- Taquicardia ventricular o taquicardias de QRS ancho de etología desconocida.
- Taquicardias preexcitadas que pueden degenerar en fibrilación ventricular.
- Además, los Betabloqueadores están contraindicados en EPOC, asma grave, fibrosis pulmonar.
- Prolongación del QTc.

Adenosina (IIa/B): 6 mg IV en bolo rápido, podemos aplicar otra dosis cada 1 minuto, máximo hasta 18 mg.

Verapamilo (IIa/B): 5 mg por IV en 10 minutos, cada 20 minutos, dosis máxima 20 mg o vía oral 40-80 mg/8 horas, hasta máximo 240-360 mg en 24 horas.

Diltiazem (IIa/B): 25 mg IV en 10 minutos, se puede repetir a los 20 minutos, vía oral 60 mg/8 horas.

Metoprolol (IIa/B): 2,5 mg IV en 4 minutos, cada 10 minutos hasta lograr objetivo máximo 15 mg. Después de 15 minutos desde la ultima dosis IV se puede inicial vía oral en dosis 100 mg /12 horas.

Atenolol (IIa/B): 2,5 mg IV en bolo, repetir hasta dosis máxima de 10 mg.

En presencia de Insuficiencia Cardiaca o contraindicaciones de fármacos anteriores.

Digoxina: Indicar 0,25 mg IV cada 2 horas, dosis máxima 1.5 mg, vía oral 0,25 mg/ 8 horas durante 48 horas, seguido de 0.25 mg/ día, si lo tomaba desde antes evitar dosis de carga.

TAQUIARRITMIAS CON TRATAMIENTO ESPECÍFICO:

Taquicardia sinusal: Solo si es sintomática, tratar causa desencadenante.

En crisis tirotóxica: Tratar con metoprolol a la dosis indicada anteriormente.

POTS: Esta indicada la Midodrina 3 veces al día y en combinación con propranolol en dosis bajas para evitar taquicardia. Piridostigmina que inhibe la acetilcolinesteresa y puede ocasionar efectos adversos dolor abdominal, diarrea, espasmos musculares. Ivabradina más betabloquentes para terapia a largo plazo.

Taquicardia sinusal inapropiada: Ivabradina 5 mg/12 horas VO o propranolol 10 mg/ 8 horas por vía oral.

Extrasístoles auriculares y de la unión auriculoventricular: Uso de ansiolíticos como Lorazepam 1 mg/12 horas, hasta 10 mg /8 horas más bisoprolol 2,5 mg/ 24 horas.

Taquicardia ventricular monomorfa en fase aguda de IAM: Lidocaína 100 mg pasar IV en menos de 2 minutos, subir 50 mg cada 5 minutos, dosis máxima 200 mg.

Mantenimiento: 2 mg / minuto (1000 mg de lidocaína en 50 ml de dextrosa al 5% en agua a 60 ml/hora y subir progresivamente de 0,5 mg/ minuto (15 ml/hora), hasta dosis máxima 4 mg/ minuto (120 ml/hora).

Taquicardia ventricular Polimorfa: Corrección de factores desencadenantes, corregir hipopotasemia de existir.

Sulfato de Magnesio: Diluir 1500 mg en 100 ml de y pasar IV en 10 minutos, mantenimiento con 6000 mg en 250 ml de dextrosa al 5% en agua a 30 ml/ hora (10 mg/ minuto).

ANTICOAGULACIÓN: En Flutter auricular y Fibrilación Auricular crónica no valvular en pacientes con factores de riesgo, siempre que no exista contraindicación absoluta, en Cardioversión Eléctrica electiva 3 semanas antes y al menos 4 semanas después de la cardioversión, cuando se haya demostrado la ausencia de trombo cavitario mediante ecocardiografía previa, se podría valorar anticoagulación crónica. (Rodriguez Garcia , et al., 2012, pp. 235-236).

ABLACIÓN CON CATÉTER:
Se introduce uno o más catéteres por los vasos sanguíneos hasta llegar al corazón. Los electrodos ubicados en las puntas del catéter pueden utilizar calor, frío extremo o energía de radiofrecuencia para cortar (extirpar) un área pequeña de tejido cardíaco y crear un bloqueo eléctrico a lo largo de la vía que provoca la arritmia.

Está indicado en el tratamiento a largo plazo de Taquicardia reentrante del nodo sinusal, es de elección en la Taquicardia reentrante del nodo atrioventricular en combinación con antiarrítmicos, en casos graves de la Taquicardia sinusal inapropiada está indicada ablación con radiofrecuencia o quirúrgica del nodo sinusal. En las taquicardias mediadas por vía accesoria, la ablación, es el tratamiento de elección a largo plazo, pero hasta el 33% a los 5 años hace Fibrilación auricular, un metaanálisis menciona que la ablación en las venas pulmonares en paciente sin historia de Fibrilación auricular reduce la recurrencia de arritmias. En cuanto a las Taquiarritmias ventriculares esta indicada en las asociadas o no a cardiopatía isquémica. (Castaño, Gil-Jaurena, Conejo, & Gualis, 2010, pp. 131-142).

DISPOSITIVOS IMPLANTABLES:
- Desfibrilador cardioversor implantable: Taquicardia ventricular, fibrilación ventricular o si has tenido un paro cardíaco repentino.
- Marcapasos.

CIRUGÍA:

Procedimiento de laberinto: Incisiones quirúrgicas en el tejido cardíaco en la mitad superior del corazón (aurículas) para crear un patrón o un laberinto de tejido de cicatriz. Debido a que este tejido de cicatriz no conduce la electricidad, lo que hace es intervenir los impulsos eléctricos aislados que causan algunos tipos de arritmia.

El procedimiento es efectivo, pero, como requiere de una cirugía, generalmente se reserva para personas que no responden a otros tratamientos o para aquellos se someten a cirugías de corazón por otros motivos.

Cirugía de derivación coronaria: Si padeces una enfermedad grave de las arterias coronarias además de arritmias, tu médico puede realizarte una cirugía de derivación coronaria. Este procedimiento puede mejorar el flujo sanguíneo hacia el corazón.

1. *A. Melgar-Melgar, A. Ruiz-Salas, & Jiménez-Navarro, M. (2019, 12). Taquiarritmias. Medicine, 1-14. doi:doi: 10.1016/j.med.2019.11.002*

2. *Asenjo, R., Morris, R., Sanhueza, E., Ortíz, M., & Cereceda, M. (2020, abril). Diagnóstico diferencial de las taquicardias de complejo ancho: un desafío permanente. Revista CHilena de Cardiologia, 39(1), 55-65. Retrieved from https://scielo.conicyt.cl/pdf/rchcardiol/v39n1/0718-8560-rchcardiol-39-01-55.pdf(diagnostico*

3. *Brugada, J., Katritsis, D., Arbelo, E., Arribas, F., Bax, J., Blomstro¨m-Lundqvist, C., . . . Zaza, A. (7 de 10 de 2020). Guı́a ESC 2019 sobre el tratamiento de pacientes con taquicardia. Revista Española de Cardiología, 1-60. doi:https://doi.org/10.1016/j.recesp.2019.12.029*

4. *Castaño, M., Gil-Jaurena, J., Conejo, L., & Gualis, J. (2010, abril 29). Epidemiología de las taquiarritmias preoperatorias en las cirugía cardiaca. Cirugia Cardiovascular, 17, 131-141. Retrieved from https://www.sciencedirect.com/science/article/pii/S113400961070108X#sec0010*

5. *Fisterra. (2020, octubre 15). Guias Clinicas Fisterra. Retrieved from https://www.fisterra.com/guias-clinicas/fibrilacion-auricular/#top*

6. *Kasper, MD, D., Hauser, MD, S., Jameson, MD, PhD, J., Fauci, MD, A., Longo, MD, D., & Loscalzo, MD, PhD, J. (2015). Harrison Principios de Medicina Interna (Vol. 2). Mc GRAW Hill Education. Retrieved from http://www.mhhe.com/harrison19e*

7. *Lesniak, W. (2019, 12 13). Guías: Arritmias supraventriculares, resumen de las guías de 2019. Empendium . Retrieved from https://empendium.com/manualmibe/noticias/222496,guias-arritmias-supraventriculares-resumen-de-las-guias-de-2019*

8. *Longo, MD , D., Fauci MD, A., Kasper MD , D., Hauser MD , S., J. J., & Loscalzo , MD, PhD, J. (s.f.). Harrison principios de Medicina Interna (18 ed., Vol. 1). Obtenido de www.mislibrosmedicina.blogspot.com*

9. *Rodriguez Garcia , J., Arévalo Serrano , J., Azaña Defez, J., Balsa Barro , J., Berbel Garcia , A., Contrera Sánchez , J., . . . Viñuela Benéitez ,, M. (2012). Green Book Diagnóstico y tratamiento Médico. Madrid: MARBÁN LIBROS, S.L.*

10. *Vélez Rodriguéz , D. (2014). EGC (segunda ed.). España: Marban . Recuperado el octubre de 2020*

Capítulo 6

Fibrilación Auricular
Jonnathan Adrian Verdugo Illescas

INTRODUCCIÓN

La fibrilación auricular (FA) es la arritmia más común, es la principal causa de consulta por arritmia sostenida en urgencias y causa hasta el 30% de los egresos hospitalarios por trastornos del ritmo; es tan común que se estima que más de 5.6 millones de personas mayores de 60 años tendrán fibrilación atrial en el 2050. La Fibrilación auricular aumenta el riesgo de embolia cerebral, insuficiencia cardiaca y mortalidad general., por lo tanto, el diagnóstico y el tratamiento correcto y oportuno disminuyen la morbi-mortalidad relacionada con esta arritmia. (Forero Gómez, Moreno, Agudelo, Rodríguez Arias, & Sánchez Moscoso, 2017).

EPIDEMIOLOGÍA

La FA es la arritmia más frecuente en la práctica médica su prevalencia global es 0.4%, aumenta del 2% a 5% en pacientes mayores de 60 años y llega a su tope del 10% en mayores de 80 años, además es un factor de riesgo independiente para ECV embolico, aumentando entre 3 a 5 veces el riesgo de sufrirlo en pacientes no anticoagulados, causando 1 de cada 6 eventos cerebrovasculares y del 20-50% de los ECV cardioembólicos; con un incremento de mortalidad de 2 veces, además hay que destacar que hasta un 25% de los pacientes tienen formas asintomáticas que persisten por años sin recibir tratamiento y por ende con riesgo de padecer los eventos antes descritos, todo esto hace necesario un tratamiento adecuado que se basa en un tratamiento de la fase aguda (emergencia) y un tratamiento de mantenimiento que generalmente se realiza con anticoagulantes el cual disminuye las comorbilidades ya descritas, en nuestro país se utiliza con frecuencia Warfarina oral por largos periodos, realizando controles de los tiempos de coagulación para un correcto manejo y evitar efectos secundarios de la medicación. (Forero Gómez, Moreno, Agudelo, Rodríguez Arias, & Sánchez Moscoso, 2017)

NIVELES DE EVIDENCIA
TABLA 1

Grado de Recomendación	Nivel de Evidencia	Tlpo de estudio
A	1ª	Revisión sistemática de ensayos clínicos Controlados (homogéneos entre sí)
	1B	Ensayos clínicos controlados (con intervalo de confianza estrecho

B	2A	Revisión sistemática de estudios de cohorte homogéneos entre si
	2B	Estudio individual de cohortes/ ECA individual de baja calidad
	3A	Revisión sistemática de casos y controles 'homogéneos entre sí
	3B	Estudio individual de casos y controles
E	4	Series de casos, estudios de cohorte / casos y controles de baja calidad
D	5	Opiniones de expertos basados en revisión no sistemática de resultados o esquemas fisiopatológicos

FISIOPATOLOGÍA

La FA no tiene una causa en específico se la considera multifactorial, Los mecanismos pueden dividirse en factores disparadores y perpetuadores de la fibrilación atrial. Los factores disparadores generalmente causan los episodios frecuentes pero autolimitados, y la fibrilación atrial persistente o permanente, son causadas por factores perpetuadores; pero generalmente los dos grupos coexisten en los pacientes con FA. Dentro de los factores fisiopatológicos que pueden causar FA encontramos el envejecimiento continuo/degeneración del tejido auricular y del sistema de conducción, la progresión de la enfermedad cardiaca estructural (enfermedad valvular, miocardiopatía, etc.), factores locales como isquemia miocárdica, desequilibrios hidroelectrolíticos y metabólicos; la inflamación (pericarditis o la miopericarditis), la predisposición genética, los medicamentos y el sistema nervioso autónomo. (Ramírez Barrera, Agudelo Uribe, Correa Velásquez, & González Rivera, 2016) (Forero Gómez, Moreno, Agudelo, Rodríguez Arias, & Sánchez Moscoso, 2017).

Mecanismos desencadenantes

La FA es causada por alteraciones estructurales y electrofisiológicas que alteran el tejido auricular y promueven la formación y propagación de un impulso anormal. Existen dos tipos de mecanismos importantes en la génesis de la fibrilación auricular: uno es la necesidad de un desencadenante para su inicio (un latido auricular prematuro o una taquicardia atrial) y otro es el sustrato anatómico para su sostenimiento. Se ha demostrado que un 94% de estos focos iniciadores están en las venas pulmonares, y los otros desencadenantes (6%) son la vena cava superior, el ligamento de Marshall y el seno coronario, entre otros menos comunes. (Ramírez Barrera, Agudelo Uribe, Correa Velásquez, & González Rivera, 2016)

Mecanismos de mantenimiento

Una vez que ha iniciado la fibrilación atrial existen múltiples factores que pueden perpetuarla. Uno de ellos es la persistencia de disparadores e iniciadores que mantienen la arritmia. En ausencia de disparadores, la persistencia de la fibrilación atrial es el resultado de la remodelación eléctrica y estructural en la aurícula, que se caracteriza por dilatación auricular y acortamiento del periodo refractario auricular. Existen teorías para explicar el mecanismo electrofisiológico de la fibrilación atrial, la más aceptada es la de los múltiples frentes de onda, según la cual, los frentes de onda irregulares van fraccionándose a medida que se dividen al pasar alrededor de islas de tejido fibrótico o refractario. La hipótesis sostiene también que la fibrilación atrial se mantiene por los múltiples frentes de onda que circulan de manera aleatoria, formando circuitos reentrantes funcionales que colisionan entre sí y se extinguen o se dividen en otros frentes de onda que mantienen a la aurícula en excitación permanente estos circuitos son inestables, unos desaparecen otros cambian su configuración y tienen longitudes de ciclo variables, pero en general son cortas, y el tejido auricular no puede estimularse con relación 1:1 y, por tanto, se genera un bloqueo funcional, conducción lenta y múltiples frentes de onda. Se considera que se necesitan al menos seis frentes de onda independientes para sostener la arritmia. Estos frentes de onda vuelven a excitar porciones del miocardio recientemente activado por otro frente de onda, fenómeno que se conoce como "reentrada aleatoria".

Como resultado, en un momento determinado existen múltiples frentes de activación que colisionan entre sí y se extinguen y se crean sucesivamente perpetuandose la arritmia. La persistencia de múltiples circuitos reentrantes depende de la capacidad del tejido para mantener varios frentes de reentrada, de tal manera que la actividad eléctrica sea continua en toda la superficie de la aurícula. Dicha cantidad de ondas depende a su vez de la masa atrial, del periodo refractario, de la velocidad de conducción y de las barreras anatómicas en las diferentes partes de la aurícula. En resumen, una gran masa atrial con períodos refractarios cortos y un retardo de la conducción incrementan la cantidad de frentes de onda y representan la situación más favorable para que la fibrilación atrial sea sostenida. (Ramírez Barrera, Agudelo Uribe, Correa Velásquez, & González Rivera, 2016)

Sustrato

La perpetuación de la fibrilación atrial es el resultado de la combinación entre un disparador y un sustrato electrofisiológico vulnerable. Generalmente la FA ocurre cuando existen otras enfermedades cardiacas o sistémicas como enfermedad valvular, HTA, enfermedad isquémica, falla cardiaca o hipertiroidismo. Estas patologías causan una respuesta adaptativa llamada remodelación atrial, que se da para mantener la homeostasis, causando alteraciones estructurales, eléctricas y funcionales. El principal cambio es la dilatación atrial y la fibrosis intersticial dejando un tejido dañado muy susceptible a la FA. La fibrosis atrial es la principal causa de FA. (Ramírez Barrera, Agudelo Uribe, Correa Velásquez, & González Rivera, 2016)

Remodelación
Muchos pacientes con fibrilación atrial inicialmente paroxística, desarrollan formas persistentes de la misma, aun en ausencia de enfermedad cardiaca concomitante debido a que la FA produce cambios eléctricos y estructurales que hacen que la arritmia se autoperpetúa, proceso que se conoce como remodelación atrial.

Tales cambios promueven la remodelación atrial y la alteración del manejo del calcio intracelular, lo que genera disfunción contráctil (remodelación contráctil), así como dilatación de la aurícula con cambios estructurales concomitantes (remodelación estructural). La fibrilación atrial también genera hipertrofia y apoptosis de los miocitos, alteración de la contractilidad atrial, estrés y dilatación auricular y disminución de la velocidad de conducción atrial. La dilatación atrial aumenta la inestabilidad eléctrica al acortar el periodo refractario efectivo y enlentecer la conducción atrial. Estos cambios, en su mayoría irreversibles, ocurren en un plazo de semanas a meses. (Ramírez Barrera, Agudelo Uribe, Correa Velásquez, & González Rivera, 2016)

FACTORES DE RIESGO
Se pueden dividir en factores no modificables y factores modificables para la fibrilación auricular, los cuales se describen en la tabla N 2.

Tabla 2
Factores de riesgo para FA

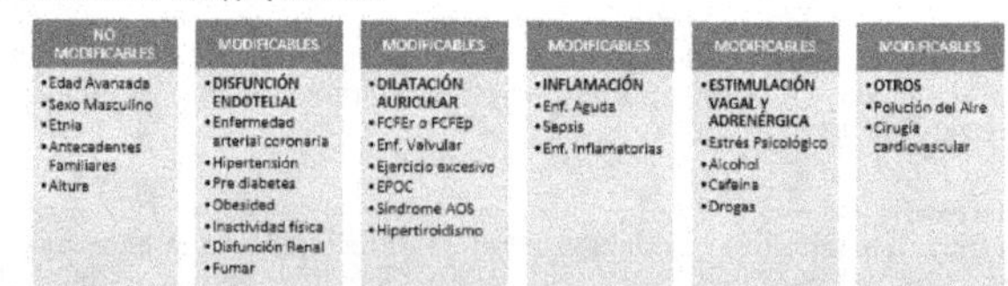

NO MODIFICABLES	MODIFICABLES	MODIFICABLES	MODIFICABLES	MODIFICABLES	MODIFICABLES
• Edad Avanzada	• DISFUNCIÓN ENDOTELIAL	• DILATACIÓN AURICULAR	• INFLAMACIÓN	• ESTIMULACIÓN VAGAL Y ADRENÉRGICA	• OTROS
• Sexo Masculino	• Enfermedad arterial coronaria	• FCFEr o FCFEp	• Enf. Aguda	• Estrés Psicológico	• Polución del Aire
• Etnia	• Hipertensión	• Enf. Valvular	• Sepsis	• Alcohol	• Cirugía cardiovascular
• Antecedentes Familiares	• Pre diabetes	• Ejercicio excesivo	• Enf. Inflamatorias	• Cafeína	
• Altura	• Obesidad	• EPOC		• Drogas	
	• Inactividad física	• Síndrome AOS			
	• Disfunción Renal	• Hipertiroidismo			
	• Fumar				

Nota: Fuente: Guía de la ESC 2020 para el diagnóstico y tratamiento de la fibrilación auricular.

DEFINICIÓN

LA FA se define como una taquiarritmia supraventricular con activación eléctrica auricular descoordinado dando como resultado una contracción auricular ineficaz.

Las características electrocardiográficas de la FA incluyen:
Intervalos R-R irregularmente irregulares (cuando la conducción auriculoventricular no está alterada), Ausencia de ondas P repetidas distintas, y Activaciones auriculares irregulares. (European Association of Cardiology, 2020), (Forero Gómez, Moreno, Agudelo, Rodríguez Arias, & Sánchez Moscoso, 2017).

Términos utilizados actualmente

FA Clínica: FA sintomática o asintomática documentada por ECG de superficie.

Episodio auricular de frecuencia alta (AHRE): Individuos sin síntomas atribuibles a FA, en los que NO se ha detectado previamente FA clínica por ECG, pero existen criterios especificados para AHRE que son detectados por dispositivo electrónico cardíaco implantable (CIED) que permite la monitorización continúa automatizada del ritmo auricular y el almacenamiento de trazados. Los AHRE registrados por CIED deben inspeccionarse visualmente porque algunos AHRE pueden ser artefactos eléctricos / falsos positivos

FA Subclínica: Paciente no presenta síntomas de FA pero tienen AHRE confirmada como FA, Flutter o una Taquicardia Auricular, o episodios de FA detectados por un monitor cardíaco insertable o un monitor portátil y confirmados mediante electrogramas intracardiacos revisados visualmente o ritmo registrado en el ECG. (European Association of Cardiology, 2020), (Forero Gómez, Moreno, Agudelo, Rodríguez Arias, & Sánchez Moscoso, 2017).

DIAGNÓSTICO CLÍNICO

Se requiere documentación de ECG para establecer el diagnóstico de FA. Un registro de ECG estándar de 12 derivaciones o un trazado de ECG de una derivación de $\geq$ 30 s que muestre un ritmo cardíaco sin ondas P repetidas discernibles e intervalos RR irregulares (cuando conducción auriculoventricular no está alterada) es un diagnóstico de FA clínica. NIVEL DE EVIDENCIA: CLASE I NIVEL B. (Bahit, 2020), (European Association of Cardiology, 2020).

CLASIFICACIÓN

Primer Diagnóstico: FA diagnosticada por primera vez, independientemente de su duración o gravedad.

Paroxística: FA con episodios de más de 30 segundos que cesa espontáneamente o con intervención dentro de los 7 días posteriores al inicio.

Persistente: FA que se mantiene de forma continua más allá de los 7 días, incluidos los episodios terminados con cardioversión eléctrica o fármacos.

Persistente de larga duración: FA continua de> 12 meses de duración cuando se decide adoptar una estrategia de control del ritmo.

Permanente: FA que no responde al tratamiento y tanto el médico como el paciente deciden ya no realizar más intentos para restaurar / mantener el ritmo sinusal, pero si se adopta una estrategia de tratamiento de control del ritmo, la arritmia se clasificaría como "FA persistente de larga duración". (Bahit, 2020) (European Association of Cardiology, 2020) (Forero Gómez, Moreno, Agudelo, Rodríguez Arias, & Sánchez Moscoso, 2017).

SIGNOS Y SÍNTOMAS

Como toda patología la anamnesis es lo principal y debe incluir el tiempo de evolución de los síntomas y definir si se trata del primer episodio o se trata de una recurrencia, buscar enfermedades concomitantes, factores de riesgo y descartar causas reversibles; ya que de ello dependerá la terapéutica a largo plazo. Los principales hallazgos al examen físico son déficit de pulso, taquicardia, dolor de tórax, disnea, dolor precordial, frecuencia cardiaca variable y ruidos cardíacos irregulares. Además, los síntomas van a depender de la o las patologías de base. (Forero Gómez, Moreno, Agudelo, Rodríguez Arias, & Sánchez Moscoso, 2017).

Una frecuencia cardiaca alrededor de 150 a 170 latidos por minuto es típica en esta patología y cuando tenemos frecuencias mayores de 200 por minuto se debería sospechar de una vía accesoria presente como causante de FA. Estos pacientes tienes alto riesgo de eventos embólicos e infarto al miocardio. Dentro de las causas, la mayoría se asocia con patología estructural cardiaca; insuficiencia cardiaca, enfermedad valvular en especial mitral, es importante mencionar causas transitorias de carácter agudo como son las alteraciones metabólicas; hipertiroidismo, exceso de catecolaminas, electrolitos entre otras. Además, la cirugía, la electrocución, la intoxicación aguda por etanol son causas de FA agudas lo cual es importante conocer para el correcto manejo. (Carlos Alberto

Poveda Rodriguez, 2016), (Forero Gómez, Moreno, Agudelo, Rodríguez Arias, & Sánchez Moscoso, 2017).

DIAGNÓSTICOS DIFERENCIALES

La FA se puede confundir con otras arritmias, en este caso entonces lo principal para el diagnóstico correcto es una anamnesis y examen físico adecuados además la sospecha clínica es muy importante, la confirmación del diagnóstico se hará en base al EKG.

CARACTERIZACIÓN ESTRUCTURADA DE LA FA

La caracterización estructurada de la FA, incluye la evaluación clínica del riesgo de accidente cerebrovascular, el estado de los síntomas, la carga de la FA y la evaluación del sustrato y debe considerarse en todos los pacientes con FA, para agilizar la evaluación y realizar el tratamiento además nos ayuda a realizar el manejo óptimo de los pacientes con FA. Es una herramienta que aún se encuentra en estudios, pero muy seguramente en el futuro nos brindará muchos más datos sobre el tratamiento adecuado y el pronóstico. EVIDENCIA: Clase II a, Clase c. (European Association of Cardiology, 2020) (Bahit, 2020).

Tabla 3
Esquema 4S-AF como ejemplo de caracterización estructurada de AF.

	Riesgo de Stroke (St)	Severidad Síntomas (Sy)	Gravedad de la carga de FA (Sb)	Severidad del sustrato (Su)
Descripción	Riesgo realmente bajo de accidente cerebrovascular SI NO	Asintomático / leves síntomas Moderado Severo o inhabilitando	Terminación espontanea, Duración de la FA y densidad de episodios por unidad de tiempo	Comorbilidades , FR CV, Cardiomiopatía atrial (dilatación, disfunción, fibrosis)
Herramientas de evaluación utilizadas actualmente	CHA2DS2VASC Score	EHRA symptom SCORE QoL Cuestionario	Patrón Temporal de FA (paroxística, persistente, persistente de larga duración y permanente Gravedad total de FA	Evaluación Clínica, Scores riesgo FA y Scores de progresión, Imagen (MRI, TAC, ECO).

Nota: Fuente: Guía de la ESC 2020 para el diagnóstico y tratamiento de la fibrilación auricular.

EXÁMENES COMPLEMENTARIOS
Todos los pacientes con FA (casos agudos y crónicos)
Historial Médico: Síntomas de FA, Patrón de FA, Condiciones Concomitante, CHAD2DS2VASc Score, ECG de 12 Derivaciones, Función tiroidea y renal, electrolitos y hematología, Ecocardiograma Transtorácico.

Pacientes seleccionados con FA
Monitoreo ambulatorio ECG, Adecuado control de FC, Síntomas por FA recurrente, ECO Transesofágico, Enfermedad valvular, Trombo Orejuela Izquierda, cTnT-hs, PCR, BNP/NT-ProBNP, evaluación de la función cognitiva, CTA Coronaria / Imagen Isquemia: Pacientes con sospecha de enfermedad coronaria.

Seguimiento estructurado
Se coordinará el seguimiento con el especialista en colaboración con enfermeras entrenadas y médicos generales. (Bahit, 2020) (European Association of Cardiology, 2020)

TRATAMIENTO
Debemos tener en cuenta que esta patología es generalmente crónica por lo tanto la mayoría de los casos necesitan seguimiento por consulta externa con una serie de especialistas (tratamiento multidisciplinario), pero también hay casos agudos sea como primer evento de FA o una FA paroxística que da lugar a un ataque agudo, en estos casos lo primordial es controlar la taquicardia ventricular (CONTROL DEL RITMO Y SINTOMAS) y la anticoagulación, además realizar el tratamiento y seguimiento de la enfermedad de base.(Julián Eduardo Forero Gómez, 2017), (Carlos Alberto Poveda Rodriguez, 2016).

ABC (Atrial Fibrillation Better Care)
Se basa en un tratamiento integral, que es lo que actualmente se recomienda.

A: anticoagulación/prevención de ictus.

Identificar los pacientes de bajo riesgo CHA2DS2-VASC 0 para hombres y 1 para mujeres.

Indicar tratamiento para prevención de ictus si CHA2DS2-VASC mayor o igual 1 para hombres y 2 para mujeres.

Valorar riesgo de sangrado y factores de riesgo de sangrado modificables. Elegir un anticoagulante oral, de preferencia anticoagulantes orales directos o antagonistas de la vitamina K.

B: mejor control de síntomas.

Valorar síntomas, calidad de vida y preferencias del paciente.

Optimizar la frecuencia cardiaca.

Tratamiento del control de ritmo (cardioversión, fármacos antiarrítmicos o ablación).

C: comorbilidades/manejo de los factores de riesgo cardiovascular.

Cambios en estilo de vida: pérdida de peso, ejercicio, consumo moderado de alcohol, etc.

El tratamiento debe ser individualizado para cada paciente con la ayuda de un equipo interdisciplinario conformado por cardiólogos, enfermeros y psicólogos. El éxito del tratamiento se valorará mediante la calidad de vida, síntomas, función cognitiva y habilidad de trabajar y ser físicamente activos. La prevención del ictus es parte vital del tratamiento. (Bahit, 2020) (European Association of Cardiology, 2020).

A. Riesgo trombótico

Antes de iniciar un tratamiento se debe valorar el riesgo trombótico es decir el riesgo de formación de trombos debido a la FA, para ello se utiliza el score de CHA2DS2VASc.

Tabla 4
Score de CHA2DS2VASc

Score de CHA2DS2VASc	Puntaje	
C	Falla Cardiaca Congestiva: Clínica de Falla Cardiaca, evidencia objetiva de disfunción del ventrículo izquierdo (VI) moderada a severa, o miocardiopatía hipertrófica	1
H	Hipertensión: o con tratamiento antihipertensivo	1
A	75 años o mas	2

D	Diabetes Mellitus: tratamiento con hipoglicemiantes orales y/o insulina o glicemia en ayunas > 125 mg/dl (7mmol/L)	1
S	Stroke: ecv isquémico previo, Accidente Isquémico Transitorio, o tromboembolismo	2
V	Enfermedad Vascular: Enfermedad coronaria significativa, infarto de miocardio previo, enfermedad arterial periférica, placa aortica	1
A	65 a 74 años	1
Sc	Sexo Femenino	1
Puntaje Máximo		9

Nota: Fuente: Guía de la ESC 2020 para el diagnóstico y tratamiento de la fibrilación auricular.

Anticoagulación: la guía de los 3 pasos

Todo paciente con FA debe ser anticoagulado aun antes de la cardioversión, a continuación, veremos la guía de los 3 pasos para una correcta anticoagulación:

Si el paciente tiene FA y válvula mecánica o estenosis mitral moderada o severa se iniciará Anticoagulación con antagonista de vit k. (European Association of Cardiology, 2020)

Identificar a los pacientes con bajo riesgo

Si el paciente no tiene FA y válvula mecánica o estenosis mitral moderada o severa se deberá calcular el riesgo de trombosis: Bajo Riesgo: CHA2DS2VASc: 0 hombre / 1 Mujeres no anticoagular. (European Association of Cardiology, 2020)

Identificar el Riesgo

CHA2DS2VASc =1 Hombre o = 1 Mujer considerar anticoagulación CLASE IIA.
CHA2DS2VASc = >2 Hombre o >3 Mujer iniciar anticoagulación CLASE IA. (European Association of Cardiology, 2020).

Iniciar anticoagulación con anticoagulantes orales directos clase I (Anticoagulación con antagonista de vit k con INR adecuados. La anticoagulación con anticoagulantes orales directos está recomendada como primera opción para anticoagulación. (European Association of Cardiology, 2020)

Fármacos para la anticoagulación: Warfarina (NdE:I, A), Dabigatrán (NdE:I, B), Rivaroxabán (NdE:I, B), Apixabán (NdE: I, B), Edoxabán (NdE:I, B-A) (Carlos Andrés Sánchez Vallejo, 2019)

Respecto a la terapia anticoagulante se recomienda elegir el medicamento de acuerdo a la evaluación del riesgo de tromboembolismo, y no depende del patrón de fibrilación auricular (ya sea paroxístico, persistente o permanente); se debe escoger la terapia con mayor beneficio clínico y tener en cuenta las preferencias del paciente. (European Association of Cardiology, 2020).

Se mantiene la recomendación de uso del INR (entre 2.0 -3.0) para guiar la anticoagulación en pacientes con Warfarina a largo plazo, con control al menos semanal durante el inicio de la terapia y luego mensualmente cuando se logre un INR estable. En pacientes con FA No Valvular bajo en quienes no se logra mantener un INR en rango terapéutico se recomienda cambio a anticoagulantes orales de acción directa (DOACs). (Carlos Andrés Sánchez Vallejo, 2019).

En caso de encontrar un paciente con FA y contraindicaciones para el tratamiento anticoagulante a largo plazo (por ejemplo, hemorragia intracraneal sin causa reversible) se debe considerar la oclusión de la orejuela izquierda para la prevención de accidentes cerebrovasculares. (Nivel de evidencia IIb, B). (European Association of Cardiology, 2020).

B. Control de los síntomas
Control de la frecuencia cardiaca
En la emergencia cuando recibimos casos agudos necesitamos controlar la frecuencia cardiaca de la siguiente manera:

En los pacientes con fibrilación auricular, en ausencia de insuficiencia cardiaca y síndrome de preexcitación están recomendados los betabloqueadores y calcioantagonistas, pero si tenemos fibrilación auricular más insuficiencia cardíaca la digoxina es de primera elección y como segunda el uso de amiodarona (NIVEL DE EVIDENCIA I, B). En caso de un síndrome de preexcitación presente lo que se recomienda es el uso de ibutilide y procainamida con el fin de cardiovertir. (Carlos Alberto Poveda Rodriguez, 2016).

Tabla 5

Fármacos para control de la frecuencia
-Diltiazem IV 0,25 mg en 2 min y 5 a 15 mg por hora en infusión continua, mantenimiento de 120 a 360 mg/día PO en dosis divididas

-Verapamil IV 0,075 a 0,15 mg/kg en 2 min. Mantenimiento de 120 a 360 mg/día PO en dosis divididas
-Esmolol IV 0,5 mg/kg en 1 min
-Metropolol IV 2,5 a 5 mg bolo en 2 min hasta 3 dosis. Mantenimiento de 25 a 100 mg PO BID
-Propanolol IV 0,15 mg/kg. Mantenimiento de 80 a 240 mg/día en dosis divididas PO
-Digoxina IV 0,25 mg c/2horas hasta 1,5 mg en 24 horas Mantenimiento de 0,125 hasta 0,375 mg/día PO
-Amiodarona 300 mg IV en una hora y luego 10 a 50 mg por hora en 24 horas, PO. 800 mg/día por 1 semana, luego 600 mg/día por 1 semana luego 400 mg/día por 4 a 6 semanas luego 200 mg/día, mantenimiento

Nota: fuente: revista médica de costa rica y centroamerica tratamiento agudo de la fa 2016.

Control del Ritmo

Dentro del manejo agudo es importante el manejo antiarrítmico que se divide en dos estrategias: control de respuesta ventricular y control de ritmo. La restauración del ritmo sinusal o cardioversión puede ser obtenida mediante cardioversión eléctrica, cardioversión farmacológica, ablación percutánea o quirúrgica, se puede implementar cualquiera de estos métodos, la elección dependerá de las condiciones del paciente o falla previa de uno de ellos; siendo la cardioversión eléctrica de elección en el paciente hemodinámicamente inestable, en quien la restauración del ritmo debe ser inmediata o en pacientes con contraindicaciones para las otras terapias. Los demás procedimientos se pueden usar en pacientes estables hemodinámicamente, jóvenes ($\leq$ 65 años), con evolución corta de su arritmia ($\leq$ 1 año e idealmente < 48 horas), sin cardiopatía estructural (aurícula izquierda < 50 mm y sin disfunción ventricular), con formas recurrentes y quienes persisten sintomáticos a pesar de estar en manejo óptimo de control de respuesta ventricular o con refractariedad a otras terapias. (Forero Gómez, Moreno, Agudelo, Rodríguez Arias, & Sánchez Moscoso, 2017).

La cardioversión se realiza generalmente con antiaritmicos nivel de evidencia IA, IC, III

Tabla 6

Abordaje farmacológico de la fibrilación atrial
-Procainamida 30-50 mg/min IV hasta un total de dosis de 18-20 mg por kg (12/kg en ICC) hasta cardioversión o efectos secundarios ocurran
-Amiodarona 3 a 5 mg/Kg IV en 15 a 20 min
-Ibutilide 0,015 a 0,02 mg/kg en 10 a 15 min
-Propafenona 1,5 a 2 mg/kg 10-20 min o 600mg PO
-Flecainida 1,5 a 2mg/kg en 10-20min o 300mg PO

Nota: fuente: revista médica de costa rica y centroamerica tratamiento agudo de FA 2016.

Es importante destacar que los agentes nodales no deben ser usados cuando se sospecha una vía accesoria involucrada. (Carlos Alberto Poveda Rodriguez, 2016).

A continuación, mencionaremos las recomendaciones para el tratamiento de la FA según diferentes guías clínicas:

En los pacientes con una FA o un flúter auricular de menos de 48 horas de duración que tienen una puntuación CHA2DS2 -VASc de 2 o superior en los varones y de 3 o superior en las mujeres, es razonable la administración de heparina, un inhibidor de factor Xa o un inhibidor directo de trombina en cuanto sea posible antes de la cardioversión, seguido de un tratamiento de anticoagulación a largo plazo (nivel de evidencia y recomendación IIa, B-NA). (Carlos Andrés Sánchez Vallejo, 2019) (JOURNAL OF THE AMERICAN COLLEGE OF CARDIOLOGY, 2019)

En pacientes con FA o flúter auricular de una duración superior a 48 horas o de tiempo de evolución desconocido, que requieren una cardioversión inmediata a causa de una inestabilidad hemodinámica, debe iniciarse anticoagulación en cuanto sea posible, que se continuará luego como mínimo por 4 semanas después de la cardioversión, salvo que esté contraindicada (nivel de evidencia y recomendación I, C). (Carlos Andrés Sánchez Vallejo, 2019)

Después de una cardioversión por FA de cualquier tiempo de evolución, la decisión de anticoagulación a largo plazo debe basarse en el perfil de riesgo tromboembólico y en el riesgo hemorrágico (nivel de evidencia y recomendación I, C) (Carlos Andrés Sánchez Vallejo, 2019)

En los pacientes con una FA o un flúter auricular de una duración igual o superior a 48 horas o de un tiempo de evolución desconocido que no han recibido anticoagulación en las 3 semanas previas, es razonable realizar una ecocardiografía transesofágica antes de la cardioversión y proceder a aplicar la cardioversión si no se identifica ningún trombo auricular izquierdo en un examen que incluya la Oreguela Auricular Izquierda, siempre que la anticoagulación se alcance antes de la ecocardiografía transesofágica y se mantenga luego después de la cardioversión durante como mínimo 4 semanas (nivel de evidencia y recomendación IIa, B). (Carlos Andrés Sánchez Vallejo, 2019)

En los pacientes con una FA o un flúter auricular de menos de 48 horas de duración con CHA2DS2 -VASc de 0 en los varones o de 1 en las mujeres, puede considerarse administrar heparina, un inhibidor de factor Xa o un inhibidor directo de trombina, en vez de no utilizar tratamiento anticoagulante, antes de la cardioversión, sin necesidad de utilizar una anticoagulación oral después de ella (nivel de evidencia y recomendación IIb, B-NA) (JOURNAL OF THE AMERICAN COLLEGE OF CARDIOLOGY, 2019).

La ablación percutánea de la FA puede ser razonable en pacientes seleccionados con FA sintomática e IC con fracción de eyección ventricular izquierda reducida, dado que existe la posibilidad de reducir la tasa de mortalidad, así como la de hospitalización por IC (nivel de evidencia y recomendación IIb, B-A) (Carlos Andrés Sánchez Vallejo, 2019) (European Association of Cardiology, 2020), (JOURNAL OF THE AMERICAN COLLEGE OF CARDIOLOGY, 2019).

En los pacientes con FA o flúter auricular de una duración igual o superior a 48 horas, o cuando no se conoce el tiempo de evolución de la FA, se recomienda la anticoagulación con warfarina (INR 2,0 a 3,0), un inhibidor del factor Xa o un inhibidor directo de trombina durante un mínimo de 3 semanas antes y al menos 4 semanas después de la cardioversión, con independencia de la puntuación CHA2DS2 -VASc y del método (eléctrico o farmacológico) utilizado para restablecer el ritmo sinusal plazo (nivel de evidencia y recomendación I, B-A) (Carlos Andrés Sánchez Vallejo, 2019) (European Association of Cardiology, 2020) (Carlos Alberto Poveda Rodriguez, 2016), (JOURNAL OF THE AMERICAN COLLEGE OF CARDIOLOGY, 2019).

Se recomienda una cardioversión eléctrica urgente de la FA de nueva aparición en el contexto de un Síndrome Coronario Agudo, en los pacientes con un compromiso hemodinámico, una isquemia persistente o un control insuficiente de la frecuencia cardiaca (nivel de evidencia y recomendación I, C) (Carlos Andrés Sánchez Vallejo, 2019) (European Association of Cardiology, 2020).

CONTROL DE COMORBILIDADES

Como habíamos mencionado anteriormente la FA aparece generalmente en el contexto de otras enfermedades las cuales deben recibir tratamiento adecuado y seguimiento de las mismas, además la FA requiere un tratamiento a largo plazo con anticoagulantes orales para evitar la formación de trombos ya que la FA aumenta cinco veces el riesgo de accidente cerebrovascular y como se mencionó anteriormente el medicamento adecuado es la Warfarina, siempre controlando el INR. (Bahit, 2020) (European Association of Cardiology, 2020).

PREVENCIÓN
Screening de FA:

Se recomienda screening sistemático de FA mediante la toma de pulsos o la tira de ritmo de ECG en pacientes mayores de 65 años o alto riesgo de presentar un evento cerebrovascular (ECV), hipertensos, teniendo en cuenta que el diagnóstico definitivo de FA en casos con resultados positivos en la pantalla se establece solo con ECG de una sola derivación de $\geq$ 30 seg o ECG de 12 derivaciones.   (Nivel de Evidencia I, B). (European Association of Cardiology, 2020).

Los atletas tienen 5 veces más probabilidades de padecer FA comparado con individuos sedentarios. Deportes como correr, ciclismo y esquí a campo traviesa se asocian con riesgo más elevado y por ende necesitan controles periódicos. (Bahit, 2020)

1.   Bahit, C. (30 de Agosto de 2020). *Guía de la ESC 2020 para el diagnóstico y tratamiento de la fibrilación auricular. Obtenido de MEDSCAPE: https:// espanol.medscape.com/verarticulo/5905866_3*

2.   Carlos Alberto Poveda Rodriguez, L. A. (2016). *TRATAMIENTO AGUDO DE LA FIBRILACION AURICULAR. REVISTA MEDICA DE COSTA RICA Y CENTROAMERICA, 677 - 681.*

3.   Carlos Andrés Sánchez Vallejo, C. D. (2019). *Actualización de la AHA 2019 de las guías para el manejo de Fibrilación., Sociedad Colombiana de Cardiologia y Cirugia Cardiovascular, PUESTA AL DÍA EN CARDIOLOGÍA., 115-120.*

4.   European Association of Cardiology. (2020). *2020 ESC Guidelines for the diagnosis and management of atrial fibrillation developed in collaboration with the European Association of Cardio-Thoracic Surgery (EACTS). European Heart Journal, 1-125. doi:doi:10.1093/eurheartj/ehaa612*

5.   Forero Gómez, J. E., Moreno, J. M., Agudelo, C. A., Rodríguez Arias, E. A., & Sánchez Moscoso, P. A. (02 de AGOSTO de 2017). *Fibrilación auricular: enfoque para el médico no cardiólogo. IATREIA, 404-422. doi:https://doi.org/ 10.17533/udea.iatreia.v30n4a05*

6.   JOURNAL OF THE AMERICAN COLLEGE OF CARDIOLOGY. (9 de JULIO de 2019). *Actualización de AHA/ACC/HRS de 2019 de temas específicos de la Guía de AHA/ACC/HRS de 2014 para el tratamiento de los pacientes con fibrilación auricular. ELSEVIER, 74, 735-1097.*

7.   Julián Eduardo Forero Gómez, J. M.-A. (2017). *Fibrilación auricular: enfoque para el médico no cardiólogo. IATREIA, 30, 404-422. doi:DOI 10.17533/ udea.iatreia.v30n4a05.*

8.   Ramírez Barrera, J. D., Agudelo Uribe, J. F., Correa Velásquez, R., & González Rivera, E. (2016). *Fisiopatología de la fibrilación auricular. Revista Colombiana de Cardiologia y Cirugia Cardiovascular., 9-14. doi:http:// dx.doi.org/10.1016/j.rccar.2016.10.004*

Capítulo 7

Síndrome Aórtico Agudo
Carlos Enrique Guerrero Pin

Introducción: breve explicación de la patología, historia, epidemiología, fisiopatología, etc.
Aparte de la enfermedad coronaria y arterial periférica, las enfermedades aórticas constituyen un amplio espectro de enfermedades arteriales: aneurismas aórticos, síndromes aórticos agudos (SAA), incluidas disecciones de aorta (DA), hematomas intramurales (HI), úlceras ateroscleróticas penetrantes (UAP) y lesiones aórticas traumáticas (LAT), pseudoaneurismas, roturas aórticas, afecciones ateroscleróticas e inflamatorias, así como enfermedades genéticas (p. ej, el síndrome de Marfan) y anomalías congénitas como la coartación de aorta.

Síndrome aórtico agudo se define como condiciones de emergencia con síntomas clínicos de similares características que involucran la aorta que incluyen disección aórtica, hematoma intramural sin desgarro de la íntima, úlcera aterosclerótica penetrante e inminente o Aneurisma aórtico roto (Erbel et al, 2014, 352873-926) Las causas de la disección pueden ser espontánea, traumática o iatrogénica.

La disección aórtica (DA) se presenta con mayor frecuencia en pacientes entre la quinta y séptima década de la vida, con un historial de enfermedad hipertensiva y arterioesclerosis generalizada; según los reportes de estudios publicados el estudio IRAD (International Registry of Acute Aortic Dissection), la hipertensión arterial es factor de riesgo más frecuente en los pacientes que presentaron DA que represento el 72,1% de los casos de dicho estudio. (Hagan et al, 2000;283:897-903) además, la disección aórtica es tres veces más frecuente en el sexo masculino. Los pacientes que no tienen hipertensión pueden asociarse esta enfermedad con los síndromes de Marfan, Ehlers-Danlos, Noonan o Turner, otras anormalidades del músculo liso, tejido elástico, colágeno, embarazo, válvula aórtica bicúspide y coartación aórtica , Existen causas iatrogénicas como cateterización aórtica y colocación del balón de contrapulsación.

Las complicaciones vasculares periféricas se producen cuando el proceso de disección disminuye el flujo de ellas; La DA se define como la rotura de la capa media causada por una hemorragia intramural que resulta en la separación de las capas de la pared aórtica y la posterior formación de una luz verdadera y otra falsa, con o sin comunicación entre ellas. Este desgarro acontece como resultado de repetidas fuerzas hidráulicas aplicadas a la arteria durante los ciclos cardíacos, así como a cifras elevadas de tensión arterial mantenidas, entre otras causas el mecanismo más frecuente es la compresión de la luz verdadera por la falsa y, con menor frecuencia, ocurre por la obstrucción de la salida del vaso por el flap de la capa íntima

Diferentes autores han escrito acerca del desafío que representa el diagnóstico y tratamiento de los síndromes aórticos agudos y las fatales consecuencias derivadas de fallar en su intento. La historia de las DA está marcada por el personaje que sufrió la primera descrita en la literatura médica, el rey Jorge II de Inglaterra (Ros-Die et al, 2006;58: 59-67) . Hay reportes que indican que fue Galeno quien describió la disección arterial en el siglo II y de que Vesalio aportó otros conocimientos de la enfermedad en el siglo XV I (Ros-Die et al, 2006;58: 59-67) . Las primeras descripciones clínicas detalladas las realiza Maunoir en 1802 y fue definida como aneurisma disecante por el médico francés René Théophile Hyacinthe Laenec, en 1819   (Carbonell et al,2010,p 15-32).

Los pocos datos existentes en cuanto a la epidemiología de la enfermedad,   con una incidencia estimada –según el estudio Oxford Vascular– en 6/ 100000 personas/año (Howard DP et al, 2013; 127:2031-p 7) , tiene una alta mortalidad que obliga a un diagnóstico y a un tratamiento precoces y que a pesar de tener una baja incidencia se considera el episodio más catastrófico que afecta a la aorta. En una serie de necropsias, la prevalencia de la DA osciló entre el 0,2 y el 0,8% (Tsai TT et al,2009;37:149 p 59.)

A pesar que la enfermedad puede tener una presentación clínica tan aparatosa, a muchos médicos   se le suele   pasar por alto y haber considerables retrasos en su diagnóstico, debido a que la DA es poco común y suele confundirse con mucha frecuencia con el síndrome coronario agudo. Esto explica que el diagnóstico al ingreso solo se planteará en un 32% de los pacientes en el estudio: Características de los pacientes con disección aórtica aguda en Villa Clara: Estudio multicéntrico publicado por el Dr. Daniel A. Vera Rivero et all , cifra superior a la encontrada por Romero-Cabrera et al (1987-2007 p 75-80) en la provincia de Cienfuegos, donde el diagnóstico clínico acertado al ingreso se planteó solo en un 12,9% de los casos. Por su parte, Monzó Blasco et al (2017, p 35) encontraron que de los casos que fallecieron por DA, el 40% había acudido al hospital un día antes y recibió diagnósticos médicos erróneos.

El DA se presenta cuando una solución de continuidad o úlcera permite el paso de sangre desde el lumen aórtico a la capa media; o se genera una rotura de los "vasa vasorum" dentro de dicha capa. Con el paso de las horas, esta sangre (sumada al efecto de la presión arterial sistémica) es capaz de desencadenar una disección o ruptura aórtica (Nienaber C et al, 2012, 33; P 26-35)

Los mecanismos   sean estos genéticos o adquiridos, van a tener una vía final común que da lugar a la disrupción de la íntima. Todos los mecanismos que van a debilitar la capa media de la aorta, asociados a una mayor tensión en la pared vascular, pueden inducir la dilatación de ésta y la formación de un aneurisma, o bien, causar un Hematoma intramural, DA o rotura arterial. Es muy   conocido que el   factor de riesgo más frecuente en la DA es la hipertensión arterial (HTA), que expone de manera crónica a la aorta a altas presiones que dan lugar a un engrosamiento de la íntima, fibrosis, calcificación y depósito extracelular de ácidos grasos; la matriz extracelular experimenta degradación acelerada, apoptosis y elastolisis con disrupción final de la íntima, otros de los mecanismos que están involucrados en la génesis de esta enfermedad es el tabaquismo el mismo   que se relaciona con mayor actividad de la colagenasa en la pared arterial aórtica que permite un debilitamiento de ésta con aparición de dilatación y peligro de disección y/o ruptura.

Este síndrome vascular que esta generado por esta disrupción de la capa íntima de la arteria, por lo general puede ser precedida por degeneración o necrosis quística de la capa media (Larson E et al, 1984; 53.849, P 55). La presión que ejerce la sangre es capaz de atravesar esta anomalía anatómica y separar la capa íntima de la media o adventicia, creando una falsa luz. La propagación de la disección puede ser en sentido anterógrado o retrógrado   y causar una ruptura aórtica, insuficiencia cardíaca o síndromes de mala perfusión con toda su sintomatología y complicaciones que ello puede ocasionar incluida la muerte.

El estudio de van Baardwijk & Roach (1987, P 67-73) aplicó presión de pulso a las aortas torácicas de caninos después de crear un desgarro en la íntima. Los autores identificaron la tasa máxima de cambio de presión (dP / dt) max como el parámetro más claramente vinculado a la propagación de la disección desde el crack avanzado en la carrera ascendente de la onda de pulso. según lo identificado durante las investigaciones histológicas, señaló los mecanismos de cizallamiento que son responsables de la propagación de la falsa luz y ésta se   propaga típicamente entre capas elásticas adyacentes.

En el mecanismo traumático que puede provocar DA están involucrados diferentes fenómenos es así que el traumatismo aórtico cerrado típicamente constituye un desgarro transversal en la pared aórtica, rara vez un desgarro longitudinal. El trauma de grado leve implica una ruptura intramural (laceración), que típicamente conduce a una disección aórtica traumática iniciada por una circunferencia desgarro de la íntima, que puede propagarse y provocar una rotura completa en épocas posteriores. (Keen G et al, 1972, p 137-156) (Prijon T et al, 2010, p 6-9).

El trauma severo implica una lesión transmural de la pared aórtica, que puede ser en forma de transecciones parciales, complejas o múltiples. (Soyer R et al, 1992, p 431-437). (Creasy JD et al, 1997, p 27-45)

Uno de los primeros mecanismos propuestos para explicar la rotura traumática fue el aumento repentino en la presión intraluminal. Por ejemplo, el corazón está atrapado entre la columna vertebral, el esternón y el mediastino debido a la compresión de el pecho y el abdomen: puede forzar la sangre del corazón a la aorta repentinamente aumentando la presión arterial intraluminal (Ros-Die et al, 2006;58: 59-67). El efecto de este aumento de presión puede ser elevado por el ciclo cardíaco de diferentes maneras. Por ejemplo, Wilson & Roome (1933, p 333) planteó la hipótesis de que es más probable que la aorta se rompa si se recibe un impacto en el tórax en el comienzo de la diástole ya que la aorta está completamente llena de sangre, mientras que Marsh & Moore (1957, p 623-631) sugirió que las fuerzas de desaceleración que actúan sobre el corazón durante la sístole crea un mayor riesgo de rotura de los grandes vasos en el lugar de su unión al corazón. Además, un fenómeno conocido como efecto de golpe de ariete podría ocurrir debido a la desaceleración repentina de la sangre en el arco que impacta la pared anterior de la aorta y resultando en fuerzas de tracción en la región del istmo (Kivity Y et al, 1974, p 67-76).

Los efectos viscoelásticos debidos que disminuyen el diámetro aórtico pueden provocar la formación de ondas de choque, propagándose en la dirección contraria al flujo sanguíneo, ejerciendo de ese modo elevadas tensiones axiales en la pared aórtica y provocando una rotura transversal (Kivity Y et al, 1974, p 67-76).

El mecanismo traumático afecta sobre todo a los grandes vasos, incluyendo el tronco arterial braquiocefálico, venas pulmonares, venas cavas y la que más comúnmente se lesiona es la aorta torácica. De hecho estas últimas lesiones han sido factores contribuyente del 10 al 15% de muertes, que se presentan después de un accidentes de vehículos, los mecanismos que se ha involucrado en este tipo de lesiones de los grandes vasos son:

1.- fuerza de deslizamiento causada por movilidad relativa en una porción del vaso adyacente a una torción fija.
2.- compresión del vaso entre las estructuras óseas.
3.- hipertensión intraluminal profunda durante un evento traumático intenso. (Mattox K et al, 2005, trauma. Lesión de los grandes vasos torácicos, cuarta edición Vol 1. McGraw-Hill Interamericana)

Diagnóstico clínico: signos, síntomas, agrupación sindrómica, diagnósticos diferenciales.

Aorta normal : La aorta es la arteria que transporta durante la vida de una persona una media de unos 200 millones de litros de sangre por el cuerpo. Está dividida por el diafragma en aorta torácica y aorta abdominal . Histológicamente, la pared aórtica se compone de tres capas: una delgada túnica íntima interna, delimitada por el endotelio; una túnica media gruesa, caracterizada por hojas concéntricas de fibras elásticas y de colágeno con el extremo de la lámina elástica interna y externa, así como de células musculares lisas, y la túnica adventicia, que contiene fundamentalmente colágeno, vasa vasorum y vasos linfáticos (Braverman AC et al, 2012, p 1309), (Deveraux RBet al, 2012,p 1189-94). Ver figura 1

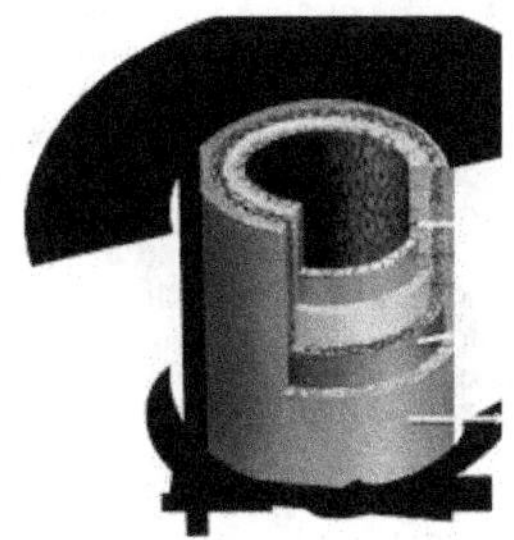
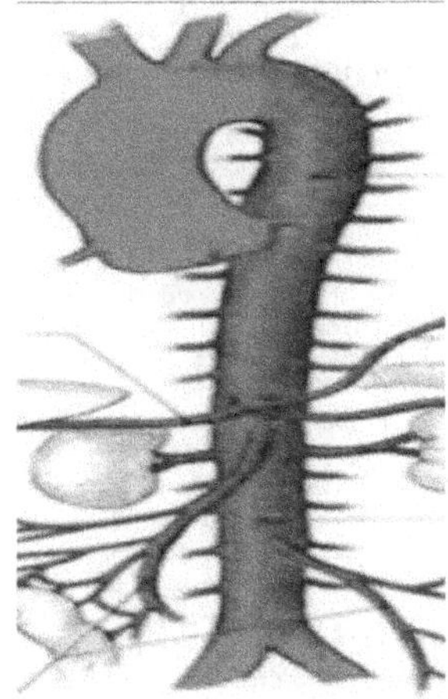

Cortesia de Richard Pianargote Md. Imagenólogo

A parte de tener la función de conducto, la aorta es fundamental en el control de la resistencia vascular sistémica y la frecuencia cardiaca mediante receptores que responden a la presión, localizados en la aorta ascendente y en el arco aórtico. Un aumento de la presión arterial resulta en un descenso tanto de la frecuencia cardiaca como de la resistencia vascular sistémica, mientras un descenso en la presión aórtica resulta en un aumento de la frecuencia arterial y la resistencia vascular sistémica esto   logra por la presencia de baroreceptores que permiten captar las presiones y flujos teniendo como respuesta la liberación de mediadores químicos   vasopresores que mantienen los flujos de presiones, estos receptores   están compuestos de terminaciones libres no encapsuladas ubicadas en la unión de las capas media y adventicia de la bifurcación carotidea, cayado aórtico y origen de la arteria subclavia derecha. Los carotideos, inervados por el nervio de Hering, rama del glosofaríngeo, penetran a través de este al tronco cerebral y hacen sinapsis en el núcleo del tracto solitario (NTS); los aórticos, inervados por el nervio homónimo, rama del vago, también hacen sinapsis en el NTS. Los receptores de alta presión (BRAP) actúa ante cambios agudos de la presión arterial (PA), son mecanorreceptores, de modo que cuando la PA asciende bruscamente, se estiran y aumentan su frecuencia de descarga al NTS. Este, a través de neuronas inhibidoras del simpático y excitatorias del parasimpático enviadas al corazón, vasos sanguíneos y médula suprarrenal, produce una respuesta circulatoria de bradicardia, disminución del inotropismo y vasodilatación, que corrige el ascenso tensional. Un control supra bulbar, proveniente del hipotálamo, modula y disminuye en parte la respuesta vagal cardíaca de la activación del BRAP. (Klabunde R, 2011, pa 117-139)

Anatómicamente su trayecto lo constituyen varias porciones:
- **Aorta ascendente**: nada más surgir del ventrículo izquierdo la aorta se dirige hacia arriba y se sitúa en espiral alrededor de la arteria pulmonar. En su mayor parte está recubierta por el pericardio.
- **Arco de la aorta**: en este trayecto la aorta describe una curva de concavidad inferior caminando hacia atrás y desviándose un poco hacia la izquierda alcanzando las proximidades del flanco izquierdo de T4.
- **Aorta descendente**: Esta porción camina hacia abajo por delante de la columna vertebral para llegar a la altura de L4. Esta porción atraviesa el diafragma por el orificio aórtico. Este punto separa las dos porciones de la aorta descendente: la aorta torácica y la aorta abdominal. A la altura de T4 la aorta se trifurca dando las arterias ilíacas primitivas derecha e izquierda y la arteria sacra media.

Clasificación:

La clasificación se basa de acuerdo con el sitio anatómico donde se localiza la disección: 1. Aorta ascendente, a algunos centímetros de la válvula aórtica y 2. Aorta descendente, distal al origen de la arteria subclavia, en el sitio del ligamento arterioso.

Todas las clasificaciones tienden a facilitar la visión del manejo ya sea de intervención, versus manejo conservador, ya que la actual tendencia hace que la disección que esté comprometiendo la aorta ascendente, se maneje de forma agresiva.

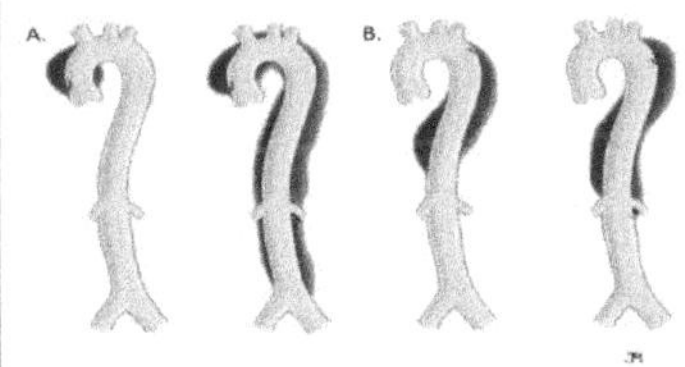

Gráfico Nro 1 Clasificación de Standford. A. Disección aórtica tipo A. B. Disección aórtica tipo B.

Tomado de : Nienaber C, Eagle K. Aortic Dissection: New Frontiers in Diagnosis and Management: Part I: from etiology to diagnostic strategies. Circulation 2003; 108 (5): 628-35

Clasificación De Bakey (Gráfico Nro 1)

-Tipo I: Compromete la aorta ascendente, el arco y se extiende a la aorta descendente.

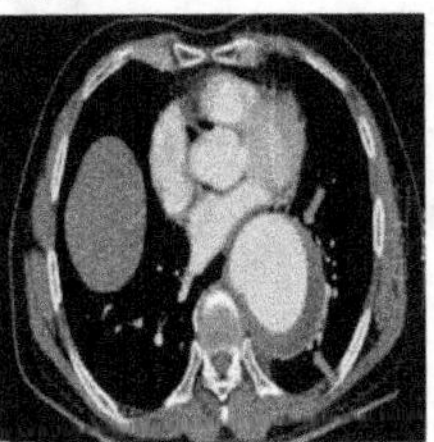
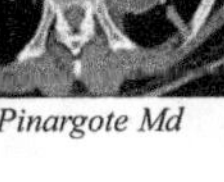
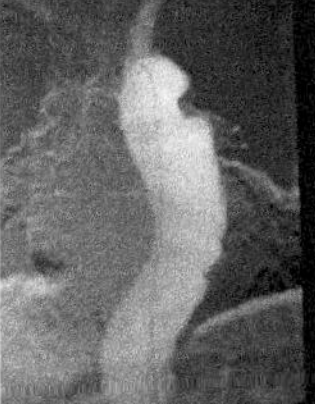

Cortesía de Richard Pinargote Md
Imagenólogo
Imagen Nro 1

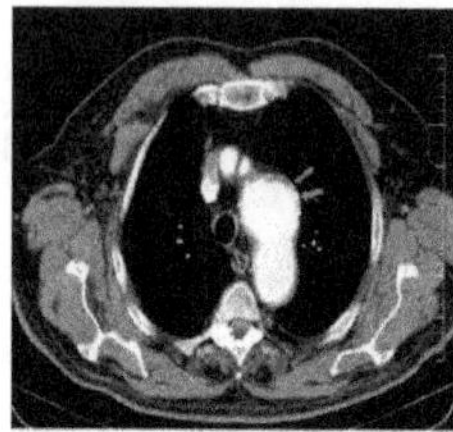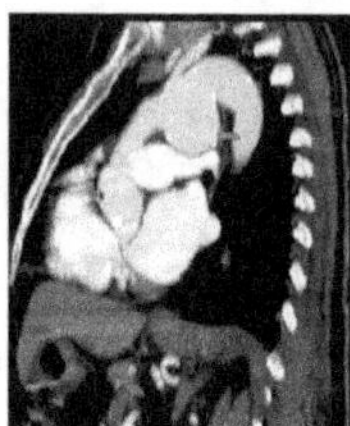

Cortesía de Richard Pinargote Md
Imagenólogo Imagen Nro 2
Paciente de 68 años con aneurisma sacular en arco aórtico de 6 cm a nivel del istmo y con calcificaciones de su pared.

-Tipo II: La disección se limita a la aorta ascendente y al arco aórtico.
-Tipo III: La disección se origina a nivel de la subclavia izquierda y se extiende en forma distal

Clasificación de Stanford
-Tipo A: Proximal o ascendente, con extensión o no al arco y aorta descendente; reúne los tipos I y II de De Bakey.
-Tipo B: Distal o descendente, equivalente a la tipo III de De Bakey.

Esta clasificación es más práctica, ya que, si el paciente se clasifica como A, debe someterse a cirugía de urgencia, mientras que, en la B, el tratamiento es médico. Actualmente, la clasificación de Stanford propuesta por Daily y colaboradores en 1970, es la que ha ganado el favor de la mayoría de los autores, ya que está centrada en la presencia o ausencia de afectación de la aorta ascendente, sin incluir la localización de la rotura primaria de la íntima o de la extensión hacia aorta distal que incluía la clasificación propuesta por DeBakey. Este sistema de clasificación, es más útil desde el punto de vista fisiopatológico, porque es la afectación de la aorta ascendente la que determina en gran parte el comportamiento de la disección y sus posibles complicaciones (Chuter TA et al, 2006, 47(6):619-28), (Ince H, 2006; 47(5):487-96).

Clasificación propuesta por Svensson y col (Shulenburg M, 2007;30(2):86-93),(Santini F , Mazzuco A, 2007;8(2)<.102-7)

Recientemente Svensson y col han descrito una nueva clasificación en la que se considera al hematoma intramural y a la úlcera aórtica como subtipos de disección:

-Clase 1. Disección aórtica clásica con un colgajo íntimo-medial entre verdadero y falso lumen.
-Clase 2. Disrupción medial con formación de hematoma o hemorragia intramural.
-Clase 3. Discreta disección sin hematoma, de localización excéntrica, en el sitio de la lesión inicial.
-Clase 4. Ruptura de placa que lleva a ulceración aórtica penetrante sin hematoma subyacente usualmente subadventicial.
-Clase 5. Disección iatrogénica y traumática.

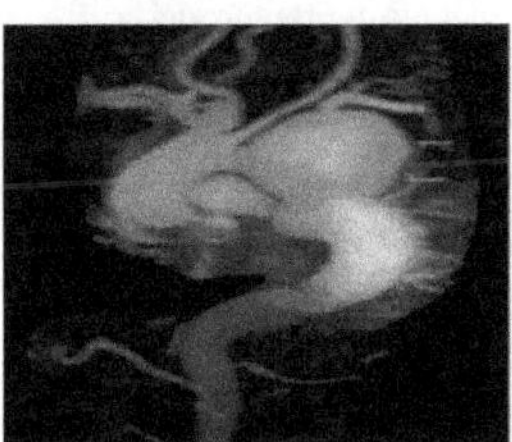 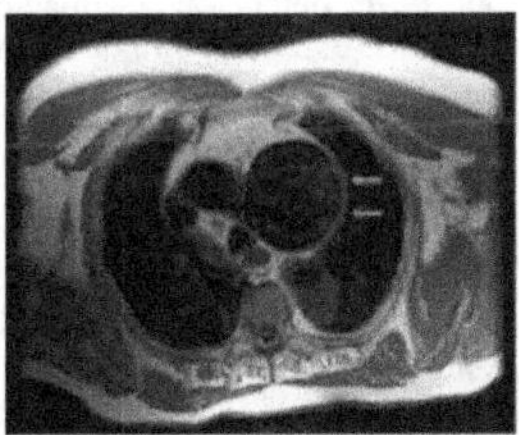

Cortesía de Richard Pinargote Md Imagenólogo
Imagen Nro 3

Paciente que acude por dolor torácico. Se realiza RM en secuencias T1 y AngioRM que demuestra la presencia de un aneurisma sacular en arco aórtico justo distal a la arteria subclavia.

Valoración Clínica.

La Disección aórtica aguda (DA) es definida como la disección que ocurre dentro de las 2 primeras semanas de iniciado el dolor del pecho, subaguda, el evento ha ocurrido entre las 2 y 6 semanas y crónica cuando es más de 6 semanas de inicio de los síntomas. (Nienaber CA, 2012;33:26-35b).

La DA se define como la rotura de la capa media causada por una hemorragia intramural que resulta en la separación de las capas de la pared aórtica y la posterior formación de Luz verdadera y luz falsa con o sin comunicación. En la mayoría de los casos, la rotura intimal es la lesión de inicio, que resulta en la aparición de sangre en un plano de disección dentro de la media. El proceso viene seguido de una rotura aórtica en el caso de rotura de la adventicia o una reentrada a la luz aórtica a través de una segunda rotura intimal.

Los diagnósticos erróneos de estos síndromes han disminuido de manera dramática del 98% diagnosticado post mortem en 1934, al 14% -38% en los últimos tiempo tal como se reporta en esta casuística.(Hirst AE et al, 1958;37(3):217), dentro de éstos diagnósticos erróneos iniciales más comunes son el síndrome coronario agudo, la embolia pulmonar y el accidente cerebrovascular, sin embargo a pesar que se tenga alta sospecha de estos diagnósticos presuntivos también deben ser evaluados para detectar características de alto riesgo de disección aórtica aguda, si presenta características de alto riesgo, se tiene mayor probabilidad la sospecha clínica de una disección aórtica para esto podemos utilizar el enfoque de la detección, evaluación y manejo temprano de la disección aórtica aguda en el servicio de urgencias.

Dolor torácico:
Considerando que es el principal síntoma de los síndromes torácicos agudos y está presente en hasta el 90% de los casos. La localización del dolor es un reflejo del sitio de la lesión e incluye dolor en el pecho que se irradia al cuello, la mandíbula o, clásicamente, a la espalda, dolor de espalda torácico o lumbar y dolor abdominal, La localización más frecuente del dolor es el tórax (80%), aunque tienen dolor dorsal y abdominal el 40 y el 25% de los pacientes respectivamente. El dolor torácico anterior suele estar asociado a la DA tipo A, si bien los pacientes con disecciones tipo B suelen presentarse con dolor de espalda o abdomen. Las presentaciones clínicas de los dos tipos de DA suelen confundirse. El dolor puede migrar de su punto de origen a otras localizaciones, siguiendo por la extensión de la disección. En el IRAD, se observó dolor migratorio en menos del 15% de los pacientes con DA aguda tipo A y en aproximadamente el 20% de aquellos con DA tipo B. Los síntomas constitucionales a menudo son marcados e incluyen náuseas, diaforesis y, clásicamente, aprensión extrema con una sensación (justificada) de muerte inminente. Muchos pacientes presentan hipertensión aguda o crónica, pero la hipotensión es un signo ominoso, que a menudo refleja hemorragia o taponamiento cardíaco.

Aunque la frecuencia de cualquier déficit de pulso puede darse hasta en un 30% de los pacientes con DA tipo A y un 15% de los pacientes con DA tipo B, la isquemia franca de extremidades inferiores suele ser rara, La insuficiencia aórtica en la DA se produce por la dilatación tanto de la raíz aórtica como del anillo, la rotura del anillo o de las cúspides valvulares, el descenso de una cúspide por debajo de la línea del cierre valvular, la pérdida de soporte de la cúspide y la interferencia física en el cierre de la válvula aórtica por flap intimal. Y por esta y otras razones los pacientes pueden desarrollar insuficiencia cardiaca como veremos más abajo. Puede observarse el desarrollo de taponamiento pericárdico en menos del 20% de los pacientes con DA tipo A. Esta complicación se ha asociado con un aumento del doble de mortalidad (Guia ESC 2014, Diagnóstico y tratamiento de la patología de la aorta, http://dx.doi.org/10.1016/j.recesp.2014.12.006).

El diagnóstico clínico se puede hacer ayudándose mucho usando el enfoque RAPID

Tabla Nro 1.- RAPID Assessment of high-risk features for an acute aortic dissection .

o Factores de riesgo: enfermedad del tejido conectivo, aneurisma aórtico, antecedentes familiares de enfermedad, válvula aórtica bicúspide
o Diagnóstico alternativo: (que imita la disección aórtica aguda) síndrome coronario agudo, embolia pulmonar o accidente cerebrovascular
o Examen físico: hipotensión, déficit de pulso, nuevo soplo o déficit neurológico
o Impresión: sospecha clínica de disección aórtica aguda
o Descripción del dolor: migratorio, desgarrador, agudo, trueno, severo, el peor de todos

Tomado de: Screening, Evaluation, and Early Management of Acute Aortic Dissection in the ED Reuben J. Strayer*, Peter L. Shearer and Luke K. Hermann

Es importante siempre tener la sospecha clínica de los síndromes aórticos agudos cuyas características que nos hacen pensar en esta enfermedad son:
- Dolor torácico, de espalda o abdominal agudo, severo, muy intenso, transfixiante, desgarrador, lacerante, quemante, punzante.
- y/o síntomas de déficit de perfusión manifiestos por déficit de pulso y/o déficit focal neurológico.
- y/o síncope (hipotensión o shock).
- y/o Insuficiencia Aórtica de novo en auscultación y dolor.

La Guía Clínica Canadiense de diagnóstico de los síndromes aórticos agudos recomienda que los médicos evalúen rutinariamente cualquier paciente que se presenta con quejas en las salas de urgencia que pueden representar un síndrome aórtico agudo para establecer un riesgo de enfermedad antes que se someta al pacientes a estudios más específicos y costoso para el pacientes o para el sistema de salud. Este proceso debe incluir preguntas específicas sobre el riesgo de factores y características del dolor, así como un examen enfocado para identificar hallazgos que están asociados con SAA, El comité sugiere usar la historia cronológica y características del dolor , factores de riesgo y hallazgos del examen físico para definir a un paciente con una baja probabilida ($\leq 0,5\%$), probabilidad moderada ($0,5\%$ -5%) o alta (> 5%), para esto se hace uso de las preguntas que están en la tabla nro.2

Criterios para la toma de decisiones clínicas para evaluar la probabilidad de síndrome aórtico agudo previa a la prueba y recomendaciones para la investigación con una probabilidad previa a los estudios, cuyas probabilidades son: de bajo riesgo, riesgo moderado y alto riesgo		
Categoría de evaluación del riesgo	Características	puntaje
Factores de riesgo: • Enfermedad del tejido conectivo	Ningún factor de riesgo	0
• Enfermedad de la válvula aórtica	Cualquier factor de riesgo no aneurismático	1
• Manipuleo reciente de la aorta. • Historia familiar de SAA. • Aneurisma s de la aorta	Aneurisma aórtico	2
Características del dolor: • Severo o peor que nunca	Sin características de dolor de alto riesgo	0
• Súbitos / abrupto • Desgarro o rasgado	1 o 2 características del dolor de alto riesgo	1
• Migrando o irradiándose	3 o más características del dolor de alto riego	2
Hallazgos en el examen físico: • Déficit del pulso. • Déficit neurológico.	Sin hallazgos en el examen físico de alto riego	0
• Insuficiencia aórtica. • Hipotensión arterial o derrame pericárdico	Cualquier hallazgo en el examen físico de alto riego	1
Alternativas diagnósticas	Sospecha de una alternativa diagnóstica **	-1
	Diagnóstico inseguro	0
	Síndrome aórtico es más seguro.	1
Resultados de la puntuación: 0: Probabilidad de bajo riesgo (<0,5%) - no hay más investigaciones 1: Probabilidad de riesgo moderado (0,5% -5%) - Prueba de dímero D $\geq$ 2: probabilidad de alto riesgo (> 5%) - aorta por TC activada por ECG		

Nota: AAS = síndrome aórtico agudo, CT = tomografía computarizada, ECG = electrocardiograma.

- Incluye pacientes que presentan síntomas o signos sugestivos de síndrome aórtico agudo (dolor torácico, abdominal o de espalda) o déficit de perfusión (sistema nervioso central, cardíaco, mesentérico, extremidad), síncope, diferencial de presión arterial> 20 mm Hg, presión arterial sistólica> 180 mm Hg; excluye a pacientes <18 años o embarazadas o aquellas con trauma o uso de cocaína.

*Si se sospecha de síndrome coronario agudo y hay signos de dolor de alto riesgo o hallazgos en el examen físico o factores de riesgo para AAS, considere la radiografía de tórax, el punto de atención

ultrasonido y posiblemente pruebas de dímero D.

** Si se sospecha una embolia pulmonar y hay signos de dolor de alto riesgo o hallazgos en el examen físico o factores de riesgo de EAA, suspenda la anticoagulación hasta la confirmación.

Tabla Nro 1.
Elaborado por . Dr. Carlos Enrique Guerrero Pin
Tomado de. GUIDELINE CPD Diagnosing acute aortic syndrome: a Canadian clinical practice guideline CMAJ 2020 July 20;192:E832-43. doi: 10.1503/cmaj.200021

Isquemia miocárdica:

Pueden sufrir isquemia miocárdica o infarto el 10-15% de los pacientes con DA, posiblemente como resultado de una expansión de la falsa luz aórtica, con posterior compresión u obliteración de los ostium coronarios o propagación de la disección al árbol coronario . En presencia de una obstrucción coronaria completa, el ECG puede mostrar infarto de miocardio con elevación del segmento ST. Además, la isquemia miocárdica puede estar exacerbada por cuadros de regurgitación aórtica aguda, hipertensión o hipotensión y shock en pacientes con o sin enfermedades aórticas coronarias preexistentes. Esto podría explicar la observación de que un 10% de los pacientes que se presentan con DA de tipo B tengan signos electrocardiográficos de isquemia miocárdica. (Guia ESC 2014, Diagnostico y tratamiento de la patología de la aorta, http:// dx.doi.org/10.1016/j.recesp.2014.12.006))

Insuficiencia cardiaca:

El síndrome de   insuficiencia cardiaca congestiva, dentro del contexto clínico de las DA, suele estar asociada a la regurgitación aórtica. Según este criterio es mas   frecuente en la DA tipo A, sin embargo, la insuficiencia cardiaca puede darse también en pacientes con DA tipo B, lo que indica otras etiologías de la insuficiencia cardiaca, como isquemia miocárdica, disfunción diastólica preexistente o hipertensión no controlada. (Lemaire SA et al, 2009;49:11-9).

Complicaciones pulmonares y derrame pleural.
Estas complicaciones son raras dentro de la DA aguda, sin embargo cuando se presentan están en una fase de muy gravedad del paciente.

Síncope.
Es un importante síntoma inicial de la DA, que se produce en alrededor de un 15% de los pacientes con DA de tipo A y en menos del 5% de los de tipo B. Esta característica se asocia a mayor riesgo de mortalidad hospitalaria, ya que suele estar asociada a complicaciones de riesgo vital como taponamiento cardiaco o disección de los vasos supraaórticos. En pacientes con sospecha de DA cuyo primer síntoma es un cuadro de síncope, los médicos han de buscar activamente estas complicaciones. Guia ESC 2014, Diagnostico y tratamiento de la patología de la aorta, http://dx.doi.org/10.1016/j.recesp.2014.12.006)

Insuficiencia renal.
Podría darse en la presentación de la DA o durante la estancia hospitalaria en hasta el 20% de los pacientes con DA tipo A y en un 10% de los pacientes con DA tipo B145. Esto podría ser el resultado de hipoperfusiones renales o infartos secundarios al compromiso de las arterias renales en la DA o podría deberse a un cuadro prolongado de hipotensión. Se necesita realizar determinaciones seriadas de creatinina y monitorizar la diuresis a fin de detectar precozmente esta enfermedad. (Guia ESC 2014, Diagnostico y tratamiento de la patología de la aorta, http://dx.doi.org/10.1016/j.recesp.2014.12.006)

Otras complicaciones.
Dentro de estas están la isquemia   mesentérica, síntomas neurológicos y hemorragias gastrointestinales.

Hematoma intramural (HI).- El HI aórtico es una entidad dentro del espectro de SAA, en la que se genera un hematoma dentro de la pared aórtica en ausencia de   LV   y rotura intimal. El término hematoma intramural aórtico (HIA) fue creado por el Grupo Cooperativo Europeo para designar a la disección aórtica atípica que se presenta sin ruptura de la íntima.(33) Debido a la integridad del endotelio, y a diferencia de la disección típica, no existe comunicación entre la falsa y la verdadera luz vascular. Se inicia con la ruptura de los vasa-vasorum o de una placa ateromatosa y representa entre el 5 y el 10% de todas las disecciones que afectan a este vaso.(Morh-Kahaly S et al, 1994;23;658-64)

Los hematomas intramurales se diagnostican presencia de un engrosamiento de la pared aórtica > 5 mm, circular o en forma de media luna, en ausencia de flujo sanguíneo detectable. Esta entidad podría ser causa del 10-25% de los SAA. La afección de la aorta ascendente y el arco aórtico (tipo A) podría ser causa del 30 y el 10% de los casos respectivamente, mientras que la afección de la aorta torácica descendente (tipo B) es causa del 60-70% de los casos(Von Kodolitsch Y et al, 2003;107:1158-63)(Guia ESC 2014, Diagnostico y tratamiento de la patología de la aorta, http://dx.doi.org/10.1016/j.recesp.2014.12.006)

Predictores de complicaciones del hematoma intramural
Dolor persistente y recurrente a pesar del tratamiento médico agresivo
Control difícil de la presión arterial
Afectación de la aorta ascendente
Diámetro aórtico máximo > 50 mm
Grosor máximo de la pared aórtica (> 11 mm)
Diámetro aórtico aumentado
Derrame pleural recurrente
Úlcera penetrante o lesión ulcerosa secundaria a disecciones localizadas en el segmento afecto.
Detección de isquemia de órganos (cerebro, miocardio, intestino, riñones, etc.)

Elaborado por . Dr. Carlos Guerrero Pin
Tomado de: Guía ESC 2014 sobre diagnóstico y tratamiento de la patología de la aorta

Úlcera aórtica penetrante (UAP).- se define como ulceración de una placa aterosclerótica penetrante a través de la lámina elástica interna dentro de la media   . Tales lesiones representan el 2-7% de todos los SAA(Coady, MA Rizzo JA,199;17:637-57). La propagación del proceso ulcerativo podría acarrear HI, pseudoaneurismas o incluso roturas aórticas o DA agudas. La historia natural de esta lesión se caracteriza por una dilatación aórtica progresiva y por el desarrollo de aneurismas saculares fusiformes, que suelen acelerarse en la aorta ascendente (UAP tipo A)

Pseudoaneurisma aórtico (falso aneurisma) se define como una dilatación de la aorta por rotura de todas las capas de la pared, solo contenida por el tejido conectivo periaórtico. Cuando la presión del pseudoaneurisma aórtico excede la tensión máxima que tolera la pared del tejido circundante, se produce la rotura fatal. Otras complicaciones amenazantes para la vida debidas al aumento progresivo del tamaño del pseudoaneurisma aórtica son la formación de fístulas y la compresión o erosión de las estructuras circundantes. Los pseudoaneurismas de la aorta torácica suelen ser secundarios a un traumatismo torácico contuso, como consecuencia de la rápida deceleración sufrida por un accidente de vehículo a motor, caída y lesiones deportivas (Demetraiades D et al, 2008;64:561-70). Las etiologías iatrogénicas incluyen la cirugía aórtica y las intervenciones realizadas con catéteres (Shestha M et al, 2010;19:177-81). En raras ocasiones, los pseudoaneurismas aórticos son secundarios a infecciones aórticas (aneurismas micóticos) y úlceras penetrantes.

Rotura (contenida) del aneurisma aórtico Debe sospecharse rotura contenida en todo paciente que se presente con dolor torácico y cuyas imágenes detecten aneurismas aórticos con integridad preservada de la pared aórtica. En este marco, el dolor recurrente o refractario, si va a más, y los derrames pleurales o peritoneales identifican a los pacientes en mayor riesgo de rotura aórtica. En el momento de obtener las imágenes, una rotura aórtica puede ser difícil de distinguir de una rotura aórtica contenida. A diferencia de lo que ocurre con las roturas libres francas (en la que la fractura de todas las capas de la pared aórtica acarrea hematomas masivos), en la rotura contenida de aneurisma aórtico (con o sin formación de pseudoaneurisma), el hematoma perivascular está sellado por estructuras peri aórticas como la pleura, el pericardio y el espacio retroperitoneal, así como por órganos circundantes (Guia ESC 2014, Diagnóstico y tratamiento de la patología de la aorta, http://dx.doi.org/10.1016/j.recesp.2014.12.006).

En conclusión los hallazgos del examen físico de alto riesgo para SAA incluyen la presencia de nueva insuficiencia aórtica (soplo auscultado o ecocardiografía de cabecera), déficit de pulso, déficit neurológico, hipotensión o derrame pericárdico en la ecocardiografía de cabecera.

Las pautas de la American Heart Association y la European Society of Cardiology informan el diferencial de presión arterial bilateral como una característica de alto riesgo para SAA.

Exámenes complementarios: exámenes de laboratorio y exámenes de diagnóstico por imagen con su respectiva interpretación.
Como se ha explicado a lo largo del capítulo el diagnóstico de DA aguda se basa en la sospecha clínica y se solicitan las diferentes pruebas existentes para confirmar la alta sospecha clínica. Para esto iremos detallando las diferentes pruebas que están disponibles para su diagnóstico.

Los síndromes aórticos agudos   tienen una amplio   espectro de presentación   potencialmente mortales, los mismos que se agrupan en: Disección aórtica aguda, hematoma intramural, úlcera aterosclerótica penetrante y rotura del aneurisma , tal como lo hemos enunciado en la parte inicial del capítulo, de igual manera el pronóstico depende de que el médico haga un   diagnóstico oportuno y el manejo sea lo más adecuado posible. Los diferentes tipos de   síndromes aórticos no se pueden diferenciar de forma fiable únicamente en función de la presentación clínica, ya que las características son indistinguible, por eso es importante hacer uso de las diferentes pruebas de laboratorio y de imagen que nos pueda dar con mayor fiabilidad el diagnóstico, también es importante indicar que antes de hacer uso de todo el arsenal diagnóstico se deba tener la sospecha clínica bien fundamentada con una exploración clínica adecuada.

Pruebas de laboratorio
En pacientes hospitalizados con dolor torácico y sospecha de DA, son necesarias las pruebas de laboratorio para el diagnóstico diferencial o detectar complicaciones. Uno de las pruebas con mayor utilidad es el Dimero D. Si el dímero D está elevado, aumenta la sospecha de DA . Normalmente, el valor de dímero D es desde el principio muy alto, comparado con otros trastornos en los que el dímero D aumenta gradualmente. El dímero D tiene el mayor valor diagnóstico durante la primera hora. Aunque el dímero D sea negativo, puede seguir habiendo HI y UAP; no obstante, la ventaja de la prueba es alertar para el diagnóstico diferencial. Ver tabla nro 2.

Pruebas de laboratorio requeridas para pacientes con disección aórtica aguda	
Pruebas de laboratorio	Para detectar signos de:
Recuento de glóbulos rojos	Pérdida de sangre, hemorragia, anemia
Recuento de glóbulos blancos	Infección, inflamación (SIRS)
Proteína C reactiva	Respuesta inflamatoria
Procalcitonina	Diagnóstico diferencial entre SIRS y sepsis
Creatincinasa	Lesión de reperfusión, rabdomiolisis
Troponina I o T	Isquemia miocárdica, infarto de miocardio

Dímero D	Disección aórtica, embolia pulmonar, trombosis
Creatinina	Insuficiencia renal (existente o en desarrollo)
Aspartato transaminasa/alanina aminotransferasa	Isquemia hepática, enfermedad hepática
Lactato	Isquemia intestinal, trastorno metabólico
Glucosa	Diabetes mellitus
Gases sanguíneos	Trastorno metabólico, oxigenación

Tabla Nro 2
Elaborado por Dr. Carlos Guerrero Pin
Tomado de: Guía ESC 2014 sobre diagnóstico y tratamiento de la patología de la aorta

Al respecto del uso del Dímero D hay muchas revisiones en la literatura que avalan su uso , en una Systematic Review and Meta-analysis of D-dimer as a Rule-out Test for Suspected Acute Aortic Dissection Stephen E Asha 1, James W Miers: Se revisaron resúmenes de 800 artículos, lo que arrojó 30 estudios potencialmente relevantes que se revisaron en texto completo. Cinco estudios cumplieron con todos los criterios de elegibilidad. Los datos de 4 estudios (1557 participantes) que utilizaron un límite de dímero D de 0,50 µg / ml se combinaron para estimar la sensibilidad, la especificidad y los cocientes de probabilidad positivos y negativos. En general, la sensibilidad y el cociente de probabilidad negativo fueron del 98,0% (intervalo de confianza [IC] del 95% del 96,3% al 99,1%) y del 0,05 (IC del 95%: 0,03 a 0,09), respectivamente. Estas medidas tuvieron poca heterogeneidad estadística. La especificidad (41,9%; IC del 95%: 39,0% a 44,9%) y el cociente de probabilidad positivo (2,11; IC del 95%: 1,46 a 3,05) mostraron heterogeneidad estadística significativa. Cuando se aplicó a una población de bajo riesgo según la definición de la American Heart Association (prevalencia del 6%), la probabilidad posprueba de disección aórtica aguda fue del 0,3% (Stephen E Asha, 2015, A Systematic Review and Meta-analysis of D-dimer as a Rule-out Test for Suspected Acute Aortic Dissection, A Systematic Review and Meta-analysis of D-dimer as a Rule-out Test for Suspected Acute Aortic Dissection - PubMed (nih.gov))

Por esta razón los estudios de imagen juegan un papel preponderante en el diagnóstico definitivo, cada uno de ellos va a dar información en relación al daño de la arteria.

También es importante indicar que el uso indiscriminado de estudios de imagen conduce a un aumento directo de los costos en la atención de salud , pero también un aumento de las complicaciones asociadas al contraste (p. ej.,   reacciones alérgicas) lo que puede llevar a que el pacientes aumenta el riego el mortalidad con una aumento de la duración de la estancia en el servicio de urgencias o hallazgos incidentales que requieren un seguimiento adicional, además de un incremento del estrés o la ansiedad del paciente.(Soyer R et al, 1992 p 431-437)

1 .- ECG   Se debe de   realizar en todos los pacientes con síntomas sugestivos de DA torácica aguda (ACC/AHA Clase I nivel 2)

Los datos que podemos encontrar son los siguientes:

- HVI, IAM, desviaciones ST-T, isquemia, infarto sin elevación de ST.
- 25% de SAA tienen ECG de pacientes con SCA Am J CArdiol 2007 sep 15; 100(6): 1013

2 .-Radiografía de torax Se recomienda RX en todos los pacientes con riesgo bajo o intermedio (ACC/AHA Clase I nivel C)

Las razones se exponen a continuación:

- Establece un diagnóstico alternativo claro y evita imágenes adicionales
- Aporta signos sugestivos de enfermedad de Aorta torácica e indica la necesidad de pruebas urgentes y definitivas de imagen Aórtica

Los hallazgos radiológicos que nos hacen aún más alta la probabilidad diagnóstica son los enumerados a continuación:

Signos de disección aórtica en la radiografía de tórax
Ensanchamiento mediastínico Interrupción del contorno normalmente distinto del botón aórtico Signo de calcio: separación de la calcificación de la íntima de la pared del vaso> 5   mm.

Tomado de: Screening, Evaluation, and Early Management of Acute Aortic Dissection in the ED
Reuben J. Strayer, Peter L. Shearer and Luke K. Hormann*

En el 85% de pacientes con DA o AA se observa ensanchamiento mediastínico, es frecuente el derrame pleural, contornos anómalos cardíacos o Aórticos son comunes.

El 10-15% son normales.

No sensible para evitar otras pruebas, Nivel 2, Sensibilidad del 64% y Especificidad 86% para detectar SAA.

No debería retrasar si el riesgo es alto en el test de cribado ACC/AHA Clase III, nivel C.

Realizar estudios definitivos de Aorta en pacientes con alto riesgo de DA en test de cribado y primera prueba negativa (ACC/AHA Clase I nivel B)

3.- Electrocardiograma:_ Los cambios en el EGK en una SSA se encuentran detallados en la tabla siguientes

CAMBIOS ELECTROCARDIOGRÁFICOS ASOCIADOS A DISECCIÓN AORTICA

Cambios agudos
- Elevación del segmento ST ($\geq$0,1 mV)
- Depresión del segmento ST ($\geq$0,1 mV)
- Inversión de la onda T
- Bloqueo aurículo-ventricular de segundo y tercer grado
- Fibrilación auricular
- Contracción auricular o ventricular prematura
- Bradicardia sinusal

Cambios crónicos
- Cambios de voltaje relacionados con hipertrofia ventricular
- izquierda
- Ondas Q
- Bloqueo completo de rama

Tabla nro 3
Elaborado por Dr Carlos Guerrero Pin
Tomado de: Acute aortic síndromes :Camilo Alvarado, MD.(1); Fernando Guzmán, MD.
(2, 4); Fernando Vargas, MD.(3); Ricardo Barragán, MD.(2); Carlos A. Arias, MD.(2, 4)

3.- Ecocardigrafia.- El diagnóstico de la DA mediante ecocardiografía convencional transtorácica en modo M y eco-2D se basa en la detección de flaps intimales en la aorta.

Las ventajas de la ecocardiografía en la evaluación de pacientes con disección aórtica incluyen: está fácilmente disponible, se puede realizar rápidamente y ofrece la opción única de obtener imágenes a pie de cama. El hallazgo diagnóstico es la presencia de un colgajo íntimo que separa los lúmenes verdadero y falso.

La sensibilidad y especificidad de la ETT para el diagnóstico de afectación de la aorta ascendente oscilan entre el 77-80% y el 93-96% respectivamente (Mintz GS et al, 1979;44:232-8),(Khandheria BK et al, 1989;2:17-24). La ETT tiene éxito en la detección de disecciones distales de aorta torácica en solo el 70% de los pacientes (Iliceto S et al, 1984;5:545-55) . EL desgarro se define como una interrupción de la continuidad de los flaps, con movimiento errático de los bordes intimales rotos. (Khandheria BK et al, 1989;2:17-24), (Iliceto S et al, 1984;5:545-5). Las roturas intimales más pequeñas pueden detectarse mediante Doppler color, visualizándose los chorros a lo largo de los flaps, lo que identifica el patrón de flujo espiral dentro de la aorta descendente. Otros criterios son la obstrucción completa de la LF, el desplazamiento central de la calcificación intimal, la separación de las capas intimales del trombo y el cizallamiento de diferentes capas de la pared durante la pulsación aórtica. La disección aórtica es un diagnóstico potencialmente mortal pero poco común y difícil de realizar en el departamento de emergencias. La ecografía cardíaca en el punto de atención (POCUS) se utiliza a menudo para evaluar pacientes con dolor en el pecho y se puede utilizar para diagnosticar rápidamente la DA tipo A de Stanford en la vista de la muesca supraesternal si existe la visualización de un colgajo de disección. En contraste, un El diagnóstico de DA tipo B en la vista de la muesca supraesternal es raro y solo se ha informado en una relato de caso anterior.

La ecocardiografía transtorácica (ETT) es muy útil para identificar la disfunción de la válvula aórtica, el taponamiento pericárdico o anomalías en el movimiento de la pared, y puede detectar de 4 a 8 mm proximales de la aorta ascendente. La aorta ascendente proximal suele verse en proyecciones paraesternal de eje largo y corto. La aorta torácica descendente aparece como una estructura circular detrás de la aurícula izquierda en la vista paraesterno-longitudinal del eje y en ocasiones puede confundirse con un seno coronario dilatado; La dilatación aórtica proximal suele observarse en la disección aórtica ascendente. Hay otros estudios que determinan que para la disección aórtica de tipo A tiene una sensibilidad del 78% al 100%, pero para la disección de tipo B su sensibilidad es sólo del 31% al 55% . Por tanto, una ETT negativa no excluye la disección aórtica. Por tanto, su utilidad en el contexto de urgencias es la evaluación rápida de las complicaciones de la disección, como la disfunción de la válvula aórtica, el taponamiento pericárdico o las anomalías del movimiento de la pared.

4. ECOCARDIOGRAFÍA TRANSESOFÁGICA.TEE es altamente preciso para la detección de síndromes aórticos agudos como resultado de la proximidad cercana del esófago a la aorta torácica y su capacidad para visualizar aortas ascendentes y descendentes y partes del arco con alta resolución espacial en tiempo real.

Además, también se pueden identificar variantes de los síndromes aórticos agudos como el hematoma intramural (HIM), las úlceras penetrantes ateroscleróticas y la obstrucción de la rama lateral (T sommer et al, 1996, Aortic dissection: a comparative study of diagnosis with spiral CT, multiplanar transesophageal echocardiography, and MR imaging. https://pubs.rsna.org/doi/10.1148/radiology.199.2.8668776). En general, el uropean Cooperative Study Group y otros han demostrado que la ETE puede alcanzar una sensibilidad del 99% con una especificidad del 89%, una precisión predictiva positiva del 89% y una precisión predictiva negativa del 99% (T sommer et al, 1996, Aortic dissection: a comparative study of diagnosis with spiral CT, multiplanar transesophageal echocardiography, and MR imaging. https://pubs.rsna.org/doi/10.1148/radiology.199.2.866877646-47); Estos hallazgos se confirmaron posteriormente en el IRAD . Es 100% sensible para detectar regurgitación aórtica que complica la disección aórtica y puede arrojar luz sobre su mecanismo. La ETE puede identificar los diferentes mecanismos de regurgitación aórtica y puede ser útil antes de la corrección quirúrgica. Cuando el colgajo de disección se extiende hacia el seno de Valsalva, altera la base de la cúspide anaórtica, lo que provoca una coaptación anormal de las hojas de la válvula y da como resultado regurgitación aórtica. La ETE también puede visualizar de manera única la insuficiencia aórtica que curre como resultado del prolapso de un colgajo de disección aórtica a través del orificio aórtico, lo que resulta en un conducto para el flujo aórtico retrógrado. .También es útil para determinar el origen de los ostios coronarios, incluso si surgen de la luz verdadera o falsa. Además, la ETE puede determinar si la disección se extiende hacia la arteria coronaria y proporciona información sobre la función ventricular izquierda, las anomalías del movimiento de la pared y la presencia o ausencia de derrame pericárdico y taponamiento.

TEE (ecocardiograma transesofágico) si se sospecha IAo o afectación de Aorta ascendente, se prefiere en inestables en las guías de la SEC.(Guia ESC 2014, Diagnostico y tratamiento de la patología de la aorta, http://dx.doi.org/10.1016/j.recesp.2014.12.006)

5.- Tomografía computarizada:

- TC especialmente si hay afectación de Ao descendente y no está contraindicado el CIV
- RM en controles o no urgentes y sin contraindicación de CIV

La Tomografía computarizada multidetector-fila (TCMD) con electrocardiografía

(TCMD sincronizada con ECG) se ha utilizado en situaciones de emergencia aguda como una poderoso herramienta, que permite un diagnóstico rápido y específico de patologías aórticas. TCMD sincronizada con ECG reduce significativamente el artefacto de movimiento y evita posibles errores en el diagnóstico de AAS.

El hallazgo clave en las imágenes realzadas con contraste es que el flap intimal separa dos luces. La principal función de la imagen sinrealce es detectar calcificaciones aórticas mediales desplazadas o el propio flap intimal (Demos TC et al, 1986;146:601-3). Las imágenes sin realce también son importantes para detectar HI (Kaji S et al, 1999;100:128-49), (Rubin GD, 1997;12:128-49).

El diagnóstico de DA puede hacerse mediante imágenes de TC

transversales, si bien las imágenes de reconstrucción multiplanar tienen un importante papel complementario en la confirmación del diagnóstico y determinar la extensión de la lesión, sobre todo en cuanto a delimitar la afectación de las ramas aórticas se refiere (Rubin GD et al, 1996;199:321-30)

El principal papel de la TC multidetectores es ofrecer mediciones precisas y específicas del grado de disección, incluidos longitud y diámetro de la aorta y de la LV y la LF, si está implicada vasculatura vital y la distancia desde la rotura intimal hasta las ramas de la vasculatura vital (51). La cara convexa del flap intimal suele orientarse hacia la LF que rodea la LV. La LF suele tener menor flujo y mayor diámetro y puede llegar a contener trombos (Rubin GD et al, 1996;199:321-30)

La TC es la técnica de imagen más utilizada para evaluar el SAA y en especial las DA177-, por su rapidez, disponibilidad y excelente sensibilidad > 95% para las DA177, La sensibilidad y la especificidad para diagnosticar la afectación de la aorta están en torno al 93 y el 98% respectivamente, lo que arroja una precisión total cercana al 96% (Noville RA et al, 199; 213:321-39),(Kucich VA et al, 1986,160:87-9).

Los hallazgos diagnósticos incluyen la extravasación de contraste o colecciones hemorrágicas de alta atenuación en pleura, pericardio y mediastino (Kucich VA et al, 1986,160:87-9)

6.- Cardiorresonancia : magnética La CRM se considera la técnica más exacta para el diagnóstico de DA, con sensibilidad y especificidad del 98%(Nienaber CAet al, 1993;328:1-9). Muestra claramente el alcance de la enfermedad y describe la aorta ascendente distal y el arco aórtico con más detalle que el que ofrece la ETE(Nienaber CAet al, 1993;328:1-9). La localización de la entrada y la reentrada es casi igual de precisa que con la ETE, con una sensibilidad cercana al 90%(Nienaber CAet al, 1993;328:1-9). La identificación del flap intimal mediante CRM sigue siendo un hallazgo clave que suele verse primero en las secuencias spin-eco o de sangre negra (Sakamoto I 2007,45:485-97) La LV revela un vacío de señal, mientras la LF revela una mayor intensidad de señal, que indica flujo turbulento188. La CRM es también sumamente útil para detectar derrames pericárdicos, regurgitaciones aórticas o disecciones de la arteria carótida. Se puede describir claramente las arterias coronarias proximales y si están implicadas en el proceso de disección. El flujo en la LF y LV puede cuantificarse utilizando las secuencias CRM de cine de contraste de fase o mediante técnicas de etiquetado . A pesar del excelente rendimiento de este método, varias limitaciones metodológicas y prácticas lo excluyen en la mayoría de los casos, así como en pacientes inestables., es decir que a pesar que la RM es la técnica más exacta para el diagnóstico del SAA , su uso está cuestionado en la fase aguda en pacientes con síntomas o con inestabilidad hemodinámica en los que es necesario efectuar un estricto seguimiento y cuya accesibilidad terapéutica es obligada. Su uso estaría justificado en pacientes asintomáticos y estables en los que el diagnóstico de SAA no quede establecido por las otras técnicas como, por ejemplo, en el hematoma intramural (Arturo Evangelista, Avance de los síndromes aórticos agudos, Barcelona -España).

Rara vez se utiliza, por la mayor disponibilidad de la TCMC en los Servicios de Urgencia. Es una herramienta de diagnóstico altamente precisa para la detección de DA. Por sus desventajas, se usa como segunda línea diagnóstica, cuando el estudio imagenológico inicial es inadecuado (Arturo Evangelista, Avance de los síndromes aórticos agudos, Barcelona -España). La RM puede demostrar con gran especificidad el contenido hemático parietal en el HIM. Si no es posible usar contraste, se puede detectar el lumen falso, con secuencias sensibles al flujo.

También permite cuantificar insuficiencia valvular aórtica, y también es la modalidad de elección para estudios de seguimiento a largo plazo, sobre todo en pacientes jóvenes, con disección tipo B.

7.- Aortografía :   Antiguo gold standard . Se usaba en pacientes con sospecha de DA ascendente, en quienes las imágenes no invasivas no eran concluyentes. Es solo moderadamente sensible para el diagnóstico de DA (Varela et al, 2019, Estudio imagenológico del Síndrome aórtico agudo Revista chilena vol 147 no 12.) .

El diagnóstico angiográfico de la DA se basa en signos angiográficos «directos» —como la visualización del flap intimal (una imagen lineal negativa y, con frecuencia, móvil) o el reconocimiento de dos luces aisladas— o en signos «indirectos», como irregularidades del contorno de la luz aórtica, rigidez o compresión, anomalías en las ramas, engrosamiento de la pared aórtica y regurgitación aórtica (Erbel et al, 1989;1:457-61) . Esta técnica ya no se utiliza para el diagnóstico de la DA, salvo al realizar angiografías o intervenciones endovasculares.

Posee rol terapéutico en DA del segmento descendente donde es posible instalar endoprótesis cubierta para excluir el lumen falso.

Ver algoritmos de estudios de imagen en pacientes con probabilidades de SAA Grafico Nro 2.

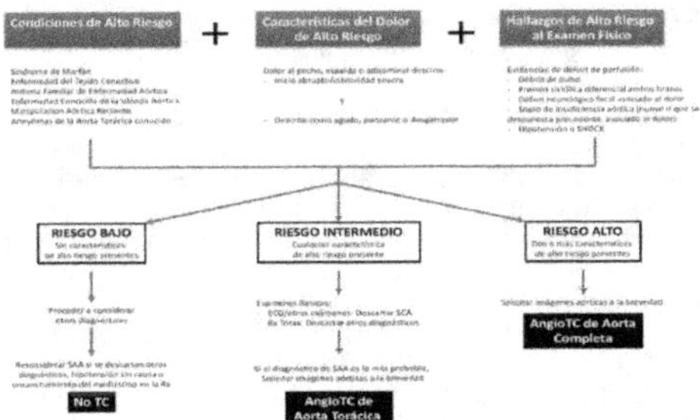

Gráfico Nro 2
Tomado de: Esquema de estratificación de riesgo para SAA y estrategias de manejo apropiado, traducido y modificado a partir de Vardhanabhuti V et al. .

Tratamiento: preventivo, curativo, en este apartado es importante citar los grados de recomendación y sobre todo recomendar tratamientos disponibles en el país.
El tratamiento médico agudo de los síndromes aórticos agudos, incluida la disección aórtica, implica controlar el dolor y proporcionar una terapia anti-impulso en forma de disminución de la presión arterial y disminución de la velocidad de la contracción del ventrículo izquierdo, para disminuir el esfuerzo cortante aórtico y minimizar la tendencia a que la disección se propague.

Los pacientes con disección aórtica deben recibir tratamiento inmediato para disminuir la presión arterial sistólica < 110 mmHg. Para ello suele utilizarse sulfato de morfina y bloqueadores beta intravenosos (metoprolol, propanolol o labetalol). Si los bloqueadores beta están contraindicados se pueden usar antagonistas del calcio, como verapamilo o diltiazem intravenoso. En pacientes con una marcada inestabilidad hemodinámica debería plantearse la intubación, la ventilación mecánica y la práctica de una ETE. En los casos en que se diagnostique un taponamiento importante debe intentarse una pericardiocentesis con la evacuación sólo parcial del líquido para evitar un aumento del sangrado aórtico, y realizar la cirugía de forma urgente.

En la disección aórtica de tipo A debe indicarse tratamiento quirúrgico urgente, a menos que haya contraindicaciones formales, especialmente si se han establecido lesiones cerebrales o viscerales graves e irreversibles. El propósito de la cirugía es evitar la rotura aórtica o las complicaciones con riesgo vital, como el taponamiento o la regurgitación aórtica masiva. Cuando la disección se extiende al arco aórtico es difícil conseguir una reparación completa. La mortalidad quirúrgica, aun en centros de excelencia, es alta (15-35%) (Mehta R et al, 2002; 105:200-6),(Murherjee D et al, 2005;96:1734-8), la mortalidad es del 50% dentro de las primeras 48 h si no se realiza cirugía , Aunque los resultados quirúrgicos siguen siendo insatisfactorios, a largo plazo.

La incidencia de accidente cerebrovascular después operación para disección aórtica tipo A se ha informado en 2-16% en estudios recientes (Khandheria BK et al, 1989;2:17-24). El estado de choque preoperatorio es en gran parte relacionado con la incidencia de accidente cerebrovascular posoperatorio.

Otras complicaciones importantes incluyen insuficiencia renal, espinal lesión medular, hemorragia mediastínica, quilotórax y mediastinitis. La incidencia de cada complicación depende de la institución y del cirujano y generalmente varía entre 3 al 10%, en nuestra experiencia. (Toshihiro Fukui, 2018, Management of acute aortic dissection and thoracic aortic ruptura, Journal of Intensive Care vol 6, article nro 15)

En la mayoría de los pacientes con disección aórtica tipo B, terapia que incluye analgesia, fármacos antihipertensivos y se realiza reposo en cama. Sin embargo, complicada aorta tipo B disección, como rotura aórtica descendente, dolor incontrolado y mala perfusión de la rama aórtica o extremidades inferiores, es una indicación de cirugía urgente (Erbel R et al, 2014,;35:2873-926).

El curso de una DA de tipo B no suele complicarse, así que, en ausencia de mala perfusión o signos de avance temprano de la enfermedad, se puede estabilizar al paciente de manera segura solo con tratamiento médico para controlar el dolor y la presión arterial.

Recomendación	Clasea	Nivelb	Refc
Recomendaciones para el tratamiento de la disección aórtica Para todos los pacientes con DA, se recomienda tratamiento médico incluido alivio del dolor y control de la presión arterial	I	C	
Para pacientes con DA de tipo A, se recomienda cirugía urgente	I	B	12
Para pacientes con DA de tipo A y mala perfusión de órganos, se debe considerar un abordaje híbrido (p. ej., sustitución de aorta ascendente y/o del arco acompañada de cualquier intervención percutánea de la aorta o las ramas aórticas)	IIa	B	2-118, 202-204, 227
En las DA de tipo B no complicadas, siempre se debe recomendar tratamiento médico	I	C	
En las DA de tipo B no complicadas, se debe considerar la TEVAR	IIa	B	218-219
En las DA de tipo B complicadas, se recomienda la TEVAR	I	C	
En las DA de tipo B complicadas, se puede considerar la cirugía	IIb	C	

DA: disección aórtica; TEVAR: reparación endovascular de la aorta torácica.
Elaborado 'por Dr. Carlos Guerrero Pin
Tomado de: Guía ESC 2014 sobre diagnóstico y tratamiento de la patología de la aorta

1. Erbel R, Aboyans V, Boileau C, Bossone E, Bartolomeo RD, Eggebrecht H, Evangelista A, Falk V, Frank H, Gaemperli O, Grabenwöger M, Haverich A, Iung B, Manolis AJ, Meijboom F, Nienaber CA, Roffi M, Rousseau H, Sechtem U, Sirnes PA, Allmen RS, Vrints CJ, ESC Committee for Practice Guidelines. 2014 ESC Guidelines on the diagnosis and treatment of aortic diseases: document covering acute and chronic aortic diseases of the thoracic and abdominal aorta of the adult. The Task Force for the Diagnosis and Treatment of Aortic Diseases of the European Society of Cardiology (ESC). Eur Heart J. 2014;35:2873–926

2. Hagan PG, Nienaber CA, Isselbacher EM, Bruckman D, Karavite DJ, Russman PL, et al. The International Registry of Acute Aortic Dissection (IRAD): new insights into an old disease. JAMA. 2000;283(7):897-903.

3. Ros-Die E, Fernández-Quesada F, Ros-Vidal R, Salmerón-Febres LM, Linares-Palomino JP, Sellés-Galiana F. Historia natural de la diseccion aórtica. Angiología. 2006;58(Supl 1):59-67.

4. Carbonell Cantí C. Historia de la cirugía de la aorta torácica. En: Vaquero C, ed. Cirugía de la aorta torácica. Valladolid: Gráficas Andrés Martín SL; 2010. p. 15-32.

5. Howard DP, Banerjee A, Fairhead JF, Perkins J, Silver LE, Rothwell PM, et al. Population-based study of incidence and outcome of acute aortic dissection and premorbid risk factor control: 10- year results from the Oxford Vascular Study. Circulation. 2013;127(20):2031-7.

6. Tsai TT, Trimarchi S, Neinaber CA. Acute aortic dissection: Perspectives from the International Registry of Acute Aortic Dissection (IRAD). Eur J Vasc Endovasc Surg. 2009;37(2):149-59.

7. Características de los pacientes con disección aórtica aguda en Villa Clara: Estudio multicéntrico Dr. Daniel A. Vera Rivero1,2 , Dr. Yamir Santos Monzón2 , Dra. Marli Gamito González3 y MSc. Dr. Carlos M. Aguiar Mota4*

8.- .Romero Cabrera AJ, Olivert Cruz M, Bermúdez López J. Disección aórtica aguda: serie cronológica (1987-2007). Finlay [Internet]. 2011 [citado 20 Oct 2018];1(2): 75-80. Disponible en: http://www.revfinlay.sld.cu/index.php/finlay/arti cle/view/36/1348

9. Monzó Blasco A, Alpañez Carrascosa N, Salvador Martínez MC, Sancho Jiménez J, Amorós Comes D, Casado de Amezúa AC, et al. Muerte súbita por disección aórtica. CorSalud Internet]. 2017 [citado 16 Oct 2018];9(4):229-35. Disponible en: http:// www.revcorsalud.sld.cu/index.php/cors/ar ticle/view/265/549

10. Nienaber C, Powell J. Management of acute aortic syndromes. Eur Heart J 2012; 33: 26-35.

11. Larson E, Edwards W. Risk factors for aortic dissection: a necropsy study of 161 cases. Am J Cardiol 1984; 53: 849-55.

12. van Baardwijk C., Roach MR, Factors in the propagation of aortic dissection in canine thoracic aortas, J. Biomech. 20 (1987) 67–73. [PubMed: 3558430]

13. Keen G., Closed injuries of the thoracic aorta, Ann. Roy. Coll. Surg. Engl. 51 (1972) 137–156. [PubMed: 5086055]

14. Prijon T., Ermenc B., Classification of blunt aortic injuries a new systematic overview of aortic trauma, Forensic. Sci. Int. 195 (2010) 6–9. [PubMed: 19931340]

15. Nienaber CA, Powell JT. Management of acute aortic syndromes. Eur Heart J. 2012;33:26–35b.

16. Soyer R., Bessou JP, Bouchart F., Tabley A., Mouton-Schleifer D., Arrignon J., Redonnet M., Acute traumatic isthmic aortic rupture: Long-term results in 49 patients, Eur. J. Cardiothorac. Surg. 6 (1992) 431–437. [PubMed: 1389250]

17.- Creasy JD, Chiles C., Routh WD, Dyer RB, Overview of traumatic injury of the thoracic aorta, Radiographics 17 (1997) 27–45. [PubMed: 9017797]

18. Wilson H., Roome NW, Traumatic shock syndrome following rupture of the aorta and multiple fractures, Am. J. Surg. 23 (1933) 333.

19. Marsh CL, Moore RC, Deceleration trauma, Am. J. Surg. 93 (1957) 623–631. [PubMed: 13403097]

20. Kivity Y., Collins R., Nonlinear wave propagation in viscoelastic tubes: application to aortic rupture, J. Biomech. 7 (1974) 67–76. [PubMed: 4820653]

21. Hirst AE JR, Varner J, Kime SW JR. Dissecting aneurysm of the aorta: a review of 505 cases. Medicine. 1958;37(3):217.

22. Braverman AC, ThompsonRW, Sanchez LA. Diseases of the aorta. In: Bonow RO, Mann DL, Zipes DP, Libby P, (eds). Braunwald's Heart Disease. 9th ed. Philadelphia: Elsevier Saunders; 2012; p.1309–37.

23. Devereux RB, de Simone G, Arnett DK, Best LG, Boerwinkle E, Howard BV, Kitzman D, Lee ET, Mosley TH Jr., Weder A, Roman MJ. Normal limits in relation to age, body size and gender of two-dimensional echocardiographic aortic root dimensions in persons ≥15 years of age. Am J Cardiol. 2012;110:1189–94.

24. Klabunde, R. Neurohumoral Control of the Heart and Circulation. In Cardiovascular Physiology Concepts, 2nd edition, published by Lippincott Williams & Wilkins. 2011;6:117-139

25. Guía ESC 2014 sobre diagnóstico y tratamiento de la patología de la aorta

26. Ladouceur M, Fermanian C, Lupoglazoff JM, Edouard T, Dulac Y, Acar P, et al. Effect of beta-blockade on ascending aortic dilatation in children with the Marfan syndrome. Am J Cardiol 2007;99 (3):406-9

27. Chuter TA, Gordon RL, Reilly ML. Endovascular treatment of thoracoabdominal aortic aneurysms. J Cardiovasc Surg 2006; 47(6):619-28

28. Ince H, Nienaber CA. Interventional strategies for treatment of aortic dissection. J Cardiovasc Surg 2006;47(5):487-96

29.Schulenburg M. Management of hypertensive emergencies: implications for the critical care nurse. Crit Care Nurs Q 2007;30 (2):86-93

30. Santini F, Mazzucco A. Acute type A aortic dissection: an update on a still challenging disease. J Cardiovasc Med 2007;8 (2):102-7

31. Lemaire SA, Jones MM, Conklin LD, Carter SA, Criddell MD,Wang XL, Raskin SA, Coselli JS. Randomized comparison of cold blood and cold crystalloid renal perfusion for renal protection during thoracoabdominal aortic aneurysm repair. J Vasc Surg. 2009;49;11–9; discussion 19.

32. YAMADA T, TADA S, HARADA J: Aortic dissection without intimal rupture. Diagnosis with MR imaging and CT. Radiology 1988;168:347-52.

33. MOHR-KAHALY S, ERBEL R, KEARNEY P, PUTH M, MEYER J: Aortic intramural hematoma visualized by transesophageal echocardiography. Findings and prognostic implications. J Am Coll Cardiol 1994;23:658-64.

34. von Kodolitsch Y, Csosz SK, Koschyk DH, Schalwat I, Loose R, Karck M, Dieckmann C, Fattori R, Haverich A, Berger J, Meinertz T, Nienaber CA. Intramural hematoma of the aorta: predictors of progression to dissection and rupture. Circulation. 2003;107:1158–63.

35. Coady MA, Rizzo JA, Elefteriades JA. Pathologic variants of thoracic aortic dissections. Penetrating atherosclerotic ulcers and intramural hematomas. Cardiol Clin. 1999;17:637–57.

36. Demetriades D, Velmahos GC, Scalea TM, Jurkovich GJ, Karmy-Jones R, Teixeira PG, Hemmila MR, O'Connor JV, McKenney MO, Moore FO, London J, Singh MJ, Lineen E, Spaniolas K, Keel M, Sugrue M, Wahl WL, Hill J, Wall MJ, Moore EE, Margulies D, Malka V, Chan LS. Operative repair or endovascular stent graft in blunt traumatic thoracic aortic injuries: results of an American Association for the Surgery of Trauma Multicenter Study. J Trauma. 2008;64:561–70; discussion 570–1.

37. Shrestha M, Khaladj N, Baraki H, Al Ahmad A, Koigeldiyev N, Pichlmaier M, Haverich A, Hagl C. Aortic root reoperation: a technical challenge. J Heart Valve Dis. 2010;19:177–81.

38. Trauma ,cuarta edicion Vol 1.Mattox y col. 2005.

39. Systematic Review and Meta-analysis of D-dimer as a Rule-out Test for Suspected Acute Aortic Dissection Stephen E Asha 1

40. 165. Mintz GS, Kotler MN, Segal BL, Parry WR. Two dimensional echocardiographic recognition of the descending thoracic aorta. Am J Cardiol. 1979;44:232–8.

41. Khandheria BK, Tajik AJ, Taylor CL, Safford RE, Miller FA Jr., Stanson AW, Sinak LJ, Oh JK, Seward JB. Aortic dissection: review of value and limitations of twodimensional echocardiography in a six-year experience. J Am Soc Echocardiogr. 1989;2:17–24.

42. 167. Iliceto S, Ettorre G, Francioso G, Antonelli G, Biasco G, Rizzon P. Diagnosis of aneurysm of the thoracic aorta. Comparison between two non invasive techniques: two-dimensional echocardiography and computed tomography. Eur Heart J. 1984;5:545–55.
43. The Role of Imaging in Aortic Dissectionand Related SyndromesRagavendra R. Baliga, MD, MBA, Christoph A. Nienaber, MD, PHD,yEduardo Bossone, MD, PHD,zJae K. Oh, MD,xEric M. Isselbacher, MD,kUdo Sechtem, MD,¶Rossella Fattori, MD, PHD,# Subha V. Raman, MD,**Kim A. Eagle, MD*
44.- http://refhub.elsevier.com/S1936-878X(14)00069-2/sref17
45.Demos TC, Posniak HV, Churchill RJ. Detection of the intimal flap of aortic dissection on unenhanced CT images. AJR Am J Roentgenol. 1986;146:601–3.
46. Kaji S, Nishigami K, Akasaka T, Hozumi T, Takagi T, Kawamoto T, Okura H, Shono H, Horibata Y, Honda T, Yoshida K. Prediction of progression or regression of type A aortic intramural hematoma by computed tomography. Circulation. 1999;100:II281–6.
47. Rubin GD. Helical CT angiography of the thoracic aorta. J Thorac Imaging. 1997;12:128–49.
48.Rubin GD, Beaulieu CF, Argiro V, Ringl H, Norbash AM, Feller JF, Dake MD, Jeffrey RB, Napel S. Perspective volume rendering of CT and MR images: applications for endoscopic imaging. Radiology. 1996;199:321–30.
49. 176. LePage MA, Quint LE, Sonnad SS, Deeb GM, Williams DM. Aortic dissection: CT features that distinguish true lumen from false lumen. AJR Am J Roentgenol. 2001;177:207–11.
50. 179. Novelline RA, Rhea JT, Rao PM, Stuk JL. Helical CT in emergency radiology. Radiology. 1999;213:321–39.
51. Kucich VA, Vogelzang RL, Hartz RS, LoCicero J 3rd, Dalton D. Ruptured thoracic aneurysm: unusual manifestation and early diagnosis using CT. Radiology. 1986;160:87–9.
52. Enfermedad arterial no coronaria (III) Avances en el síndrome aórtico agudo Arturo Evangelista Masip Servicio de Cardiología. Hospital General Universitario Vall d'Hebron. Barcelona. España.
53. 4. Nienaber CA, von Kodolitsch Y, Nicolas V, Siglow V, Piepho A, Brockhoff C, Koschyk DH, Spielmann RP. The diagnosis of thoracic aortic dissection by noninvasive imaging procedures. N Engl J Med. 1993;328:1–9.
54. Sakamoto I, Sueyoshi E, Uetani M. MR imaging of the aorta. Radiol Clin North Am. 2007;45:485–97, viii.
55. Estudio imagenológico del síndrome aórtico agudo. Varela y col. Rev. méd. Chile vol.147 no.12 Santiago dic. 2019
http://dx.doi.org/10.4067/S0034-98872019001201579
56. Erbel R, Engberding R, Daniel W, Roelandt J, Visser C, Rennollet H. Echocardiography in diagnosis of aortic dissection. Lancet. 1989;1:457–61.
57. 23. Mehta R, Suzuki T, Hagan P, Bossone E, Gilon D, Llovet A, et al. Predicting death in patients with acute type A aortic dissection. Circulation. 2002;105:200-6.
58. Mukherjee D, Evangelista A, Nienaber Ch, Sechtem U, Suzuki T, Trimarchi S, et al. Implications of periaortic hematoma in patients with acute aortic dissection. Am J Cardiol. 2005;96:1734-8.
59. Management of acute aortic dissection and thoracic aortic rupture Toshihiro Fukui Journal of Intensive Care volume 6, Article number: 15 (2018)

Capítulo 8

Isquemia Arterial Aguda Periférica
Silvana Gabriela Robles Abarca

Introducción

La isquemia aguda de las extremidades se refiere a la disminución imprevista de la perfusión sanguínea, la cual pone en riesgo la viabilidad de la extremidad afectada así como la vida del paciente. Los mecanismos fisiopatológicos de alteración del metabolismo, formación de radicales, liberación de electrolitos y sustancias inflamatorias son los responsables del alto riesgo de complicaciones, por tanto, esta patología es considerada una emergencia y su diagnóstico debe ser oportuno para establecer las medidas necesarias para su manejo. El tratamiento debe realizarse por un médico especializado y en un centro que tenga posibilidades resolutivas en el menor tiempo posible. Existen varias posibilidades terapéuticas tanto endovasculares como quirúrgicas que serán elegidos en el contexto de cada paciente.

Definición

La isquemia aguda periférica es la interrupción completa de la irrigación de las extremidades que se produce de forma abrupta y que se presenta en un tiempo de 15 días o menos (DeDonato etal.,2018).

Epidemiología

La isquemia aguda de las extremidades representa una emergencia médica ya que se relaciona con una alta morbilidad y mortalidad (Van, Boesmans y Defraigne, 2018). Su incidencia es de 140 casos por millón de personas por año (McNally etal.,2018). Y su prevalencia en los pacientes sanos es de <0,1% en contraste con el 5 a 10% en los pacientes con factores de riesgo cardiovascular y adultos mayores (DeDonato etal.,2018).

Esta enfermedad debe ser tratada por personal especializado ya que es una condición que pone en riesgo una extremidad y/o la vida; el porcentaje de amputación en la isquemia aguda periférica es de 15 y 30% y el riesgo de muerte posterior a la cirugía es tan alto como 20 a 30% (McNally Univers, 2018). Esta alta posibilidad de complicaciones se presenta por la compleja respuesta metabólica de la extremidad afectada hacia la isquemia (DeDonato et al.,2018).

Etiología

Existen dos etiologías bien establecidas que producen isquemia aguda de las extremidades, la más común es la trombosis arterial en vasos con enfermedad ateroesclerótica crónica que se presenta en personas adultas mayores y en una frecuencia de 85%. Y la segunda etiología es debida a embolia arterial periférica que se puede presentar en distintas edades y en un vaso sin ateroesclerosis previa, en una frecuencia de 10 al 15% (Simone tal.,2018).

Estas etiologías se detalladas en la tabla 1.

Tabla 1.
Etiología de la isquemia arterial periférica aguda

Trombosis arterial	Embolia arterial
Arterias ateromatosas nativas	Origen cardiaco
- Estado de trombofilia	- Infarto agudo de miocardio
- Bajo gasto cardiaco	- Fibrilación auricular
- Placa ateromatosa ulcerada	- Mixoma auricular
	- Valvulopatía
	- Prótesis valvular
Trombosis de bypass	Aneurisma trombosado

Simon, F., Oberhuber, A., Floros, N., Busch, A., Wagenhäuser, M. U., Schelzig, H., & Duran, M. (2018). Acute Limb Ischemia-Much More Than Just a Lack of Oxygen. International journal of molecular sciences, 19(2), 374.

Con la base de una enfermedad arterial crónica por ateroesclerosis las causas de obstrucción trombótica de las arterias periféricas corresponde a estados de hipercoagulabilidad y se debe abordar sus posibles causas según el contexto clínico de presentación; insuficiencias de la proteína S, proteína C y antitrombina III, factor V de Leiden, hiperhomocisteinemia, enfermedades inflamatorias como lupus eritematoso sistémico, enfermedad inflamatoria intestinal y el síndrome antifosfolipídico, cáncer, hipovolemia, trombocitopenia por heparina (Van, Boesmans y Defraigne, 2018). También puede suceder trombosis de un bypass ya que es común la evolución de la enfermedad ateroesclerótica hacia arriba o debajo de la ubicación del bypass. La rotura de una placa erosionada produce adhesión plaquetaria con la consiguiente formación de un trombo que conduce a la obstrucción total del vaso involucrado (Santistevan,2017).

La isquemia aguda periférica por embolia en un 85% atañe a etiología cardiaca proveniente de la aurícula izquierda ya sea por fibrilación auricular, infarto agudo de miocardio, mixoma auricular, valvulopatías, endocarditis infecciosa con desprendimiento de émbolos sépticos. Otras causas menos frecuentes se agrupan en patología arterial; por traumatismo como la lesión arterial femoral o poplítea de la fractura de diáfisis femoral, por dilatación y disección arterial (Van, Boesmans y Defraigne, 2018).

Fisiopatología
La magnitud de la gravedad de la isquemia arterial aguda periférica depende también de la causa, como se había descrito en la etiología existen dos causas básicas, la primera es la trombosis que generalmente

sucede en personas con antecedentes o factores de riesgo para enfermedad arterial periférica crónica (EAPC) y la segunda es la embolia que se produce en un paciente con vasos arterial sanos.

En la EAPC los síntomas pueden ser más tolerables ya que existe la posibilidad de circulación alterna, las cuales se han establecido como respuesta a la isquemia crónica. Los mecanismos de respuesta más importantes son la vasodilatación arteriolar máxima y la formación de nuevos capilares, en ocasiones puede ocurrir una oclusión de las ramas alternas y colapsar por trombosis todo este árbol colateral, en este caso la clínica se comporta como en la embolia aguda (Van, Boesmans y Defraigne, 2018).

Los procesos que acontecen son caóticos y pueden llevar a daño y muerte celular en 6 horas o menos, los tejidos que primero se afectan son el tejido nervioso periférico, la piel, el tejido subcutáneo y el músculo en orden de frecuencia (Van, Boesmans y Defraigne, 2018). Esta afectación se produce por la falta de oxígeno que produce un cambio de tener energía (ATP) a partir del proceso aerobio al anaerobio, lo cual produce perjuicio de la membrana celular que permite el ingreso de líquido a las células y favorece el edema de los tejidos, además existe salida de calcio hacia los músculos y posteriormente por la falta de energía los orgánulos de las células pierden sus funciones iniciándose cascadas inflamatorias y de apoptosis (Simone et al., 2017). Sin embargo el daño no termina posterior a la reperfusión ya que la misma puede conducir a un síndrome compartimental que se produce como resultado de la permeabilidad y la fuga de líquidos ocasionada por el daño de las membrana celulares mencionadas (Van, Boesmans y Defraigne, 2018).

Además durante la isquemia y la reperfusión se distribuye todos los productos que fueron el resultado de la hipoxemia a la circulación general (potasio, fosforo, radicales libres, etc) produciendo daño en varios órganos principalmente a nivel renal en donde se presenta insuficiencia renal aguda, daño respiratorio con edema pulmonar y en el corazón con frecuencia aparecen arritmias (Simone et al., 2017).

Diagnóstico clínico
El proceso de diagnóstico de una isquemia arterial aguda inicia con la caracterización del paciente, es decir se debe consultar por la edad, factores de riesgo para enfermedad cardiovascular, comorbilidades e intervenciones quirúrgicas de revascularización. Estos datos deben ser indagados con el objetivo de establecer una posible etiología de la obstrucción (Santistevan, 2017).

Posteriormente debemos buscar los síntomas y signos que clásicamente se describen en la isquemia aguda de una extremidad; las 6 "p" por sus iniciales en inglés, descrita por Pratt; pain (dolor), pallor (palidez), poikilothermia (poiquilotermia), pulselessness (sin pulso), parestesia (parestesia) y paralysis (parálisis) (Van, Boesmans y Defraigne, 2018). Todos estos síntomas y signos son el resultado de la disminución de sangre y nutrientes a la piel, músculos, nervios y generalmente son de mayor intensidad cuando la isquemia sucede en una vasculatura normal como resultado de una embolia, porque no existen mecanismos compensatorios como la presencia de red colateral que se observa en los pacientes con enfermedad arterial crónica. En estos últimos existe isquemia aguda sobre una extremidad crónica en donde los síntomas se presentan por trombosis, en un tiempo variable de horas a días y quizá pueden ser menos intensos (DeDonato et al.,2018).

Es característico encontrar alteraciones tróficas de la piel, disminución de pulsos en la extremidad contralateral evaluada y el dolor puede ceder con el tiempo porque se establece el riego por los vasos colaterales que resultaron de la hipoxemia crónica. Los síntomas que se presenten también dependen de la ubicación de la obstrucción; alta o baja que produce isquemia en toda una extremidad o isquemia digital respectivamente (McNally&Univers, 2018). A pesar de las diferenciaciones que se ha citado existe hasta un 15% de casos en los que clínicamente es imposible diferenciar si se trata de una trombosis vs una embolia (Santistevan, 2017).

Existen tres categorías según la gravedad de la isquemia que fue establecida por Rutherford y tiene la ventaja de que puede constituir el pronóstico y también orientar al tratamiento (Simone et al., 2017).

La primera categoría se presenta en la mitad de todos los casos, se caracteriza clínicamente por no presentar alteraciones sensoriales ni motoras y en la evaluación Doppler existe una señal débil audible en la parte distal de la extremidad afectada. En esta etapa se mantiene la viabilidad del miembro afectado (Van, Boesmans y Defraigne, 2018). Generalmente corresponde con una isquemia aguda sobre un vaso crónico (McNally&Univers, 2018).

La segunda categoría se presenta en el 40 % de todos los casos, se caracteriza por presentar déficit sensorial y motor, a la evaluación Doppler existe ausencia de señal en la parte distal de la extremidad afectada (Van, Boesmans y Defraigne, 2018). La piel se encuentra jaspeada como resultado de la detención de sangre en el sistema venoso. Esta categoría se divide en IIa de gravedad moderada pero reversible y IIb de gravedad avanzada en la que existe una amenaza seria de la extremidad y requiere tratamiento inmediato (McNally&Univers, 2018).

La tercera categoría representa la etapa final de una extremidad con isquemia, es un estado irreversible, al examen físico existe livideces, necrosis de la piel y del músculo (Van, Boesmans y Defraigne, 2018). Esta etapa se produce luego de 6 horas o más del evento, existe edema importante y manifestaciones sistémicas que amenazan la vida (McNally&Univers, 2018).

Exámenes complementarios
Laboratorio.
Los pacientes con una obstrucción aguda arterial periférica pueden requerir; fármacos anticoagulantes, estudios con uso de contraste para apoyo diagnóstico y de manera terapéutica una intervención quirúrgica. Por esto ante la sospecha clínica de esta emergencia vascular se debe solicitar exámenes complementarios básicos como tiempos de coagulación, una química sanguínea que incluya azoados, glicemia, electrolitos. A la par enviar a preparar concentrados sanguíneos y realizar biometría hemática (Santistevan, 2017).

Otros exámenes pueden ser necesarios dependiendo de los antecedentes de cada paciente y la posible orientación etiológica con la historia clínica, por ejemplo en un paciente sin antecedente de enfermedad arterial conocida se debe solicitar un electrocardiograma que ayude a determinar la etiología cardioembólica. Más exámenes como ecocardiograma, Holter, estados de trombofilia, se evaluaran en un segundo momento y posterior a dar solución terapéutica a la obstrucción (Gerhard et al., 2016).

Estudios de imagen.
La solicitud de estudios de imagen vasculares depende también de cada caso evaluado, en ocasiones con la anamnesis y la valoración física es suficiente para establecer el diagnóstico e indicar la terapia.

En emergencia el mejor estudio de imagen es la ecografía Doppler que debe practicarse por un médico experto, la aplicación adecuada de este tipo de examen permite establecer la etiología en más del 60% de los casos (McNally&Univers, 2018). Si se tiene la disponibilidad de realizar una arteriografía por tomografía es el método de imagen más utilizado en casos de obstrucción aguda arterial y la misma tiene ventajas como; identifica la ubicación y cantidad de la placa ateromatosa, la ubicación de restos embólicos, es rápido y ayuda a instituir el tratamiento. No está indicado retardar el tratamiento para la realización de un estudio de imagen (Van, Boesmans y Defraigne, 2018).

Tratamiento
Se debe realizar una interconsulta a cirugía vascular para establecer un plan de tratamiento y en el caso de no contar con la especialidad o la posibilidad para reperfusión se debe transferir al paciente. Existen dos opciones de terapia de la extremidad isquémica como son la terapia endovascular y la quirúrgica, el método será elegido dependiendo de la clasificación de Rutherford, las comorbilidades, el tiempo de evolución y la anatomía arterial. Al sospechar el diagnóstico de isquemia aguda de extremidades se debe indicar anticoagulación a menos que exista riesgo de sangrado, con heparina no fraccionada a dosis de 80 – 150 unidades/kilogramo de peso, seguido de una infusión de 18 unidades/kilogramo de peso/hora con el objetivo de mantener un tiempo parcial de tromboplastina de 2 a 2.5 veces el valor inicial. Otras indicaciones importantes son el adecuado manejo del dolor, oxigeno suplementario si existe hipoxemia, mantener la extremidad caliente e indicar una reanimación adecuada con líquidos cristaloides intravenosos (Santistevan, 2017).

Según la clasificación de Rutherford I en el cual no existe un daño establecido se puede retrasar la intervención hasta obtener más estudios diagnósticos, sin embargo se debe indicar heparina sódica con el fin de evitar la producción de más trombos distal al sitio de obstrucción. Teniendo el principio que el tiempo no debe pasar el límite de 6 horas para disminuir la afectación nerviosa posible (Van, Boesmans y Defraigne, 2018).

Dentro de la terapia endovascular encontramos la trombólisis guiada por catéter que es un método de revascularización indicado en casos de oclusión aguda o subaguda tanto en las arterias nativas como en los injertos por derivación, con mejores resultados de este procedimiento en las arterias nativas. Las complicaciones de sangrado son comparables con la intervención quirúrgica (Schrijver et al.,2016). Este método es recomendado para la isquemia categoría I en los que la obstrucción se produce en lugares de la vasculatura distal como infrapopliteo, ya que en las obstrucciones altas como aortoiliaca e oliofemoral existe el riesgo de fragmentación y además tienen un gran tamaño. Los beneficios del uso de esta técnica incluye la liberación de las ramas colaterales y el proceso de reperfusión se presenta de forma paulatina con lo cual se evita o disminuye el riesgo de síndrome compartimental (Van, Boesmans y Defraigne, 2018).

Los procedimientos quirúrgicos incluyen la tromboembolectomía con catéter, la cirugía de bypass, endarterectomía, angioplastia con parche y trombólisis intraoperatoria. Estas intervenciones pueden ser utilizadas en combinación y dependen del tipo de oclusión y del estado vascular (Santistevan,2017).

La embolectomía por catéter está indicada en las embolias de la bifurcación iliaca, femoral y poplítea, en personas que no presenten enfermedad ateroesclerótica. Su ventaja incluye un abordaje quirúrgico limitado. En cambio sus desventajas son; es una maniobra ciega que puede producir una lesión del endotelio, puede haber vasoespasmo por el paso del catéter de extracción y se describe hasta la mitad de las intervenciones con embolectomía incompleta. La trombectomía está indicada en casos específicos en las trombosis de injertos de derivación protésicos ya que en la arteria nativa con ateroesclerosis puede llevar al desprendimiento de la placa e ignorar las lesiones estenosantes subyacentes (Van, Boesmans y Defraigne, 2018).

La revascularización endovascular versus la revascularización quirúrgica ha sido comparada en varios estudios con mejores resultados en el manejo con trombólisis sin embargo también este se asocia con altas tasas de hemorragia mayor. Así también se ha determinado que la elección del método dependerá mucho de la clasificación de la isquemia y de la caracterización del paciente. Nivel de evidencia IA (Santistevan,2017).
Sin embargo un estudio realizado por Schrijver, Vries y Van (2016), encontraron que a pesar de los buenos resultados iniciales luego de la trombólisis dirigida por catéter en el seguimiento a largo plazo se encontró una decepcionante supervivencia sin amputación.

Los pacientes con isquemia clase IIb se trata mejor con procedimientos vasculares quirúrgicos. En la clase III es decir una presentación tardía con isquemia irreversible requiere una amputación (Rutherford, 2009).

1. Van, D. H., Boesmans, E., & Defraigne, J. O. (2018): *L'ischémie aiguë des membres inférieurs [Acute limb ischemia]. Revue medicale de Liege, 73(5-6), 304–311.*

2. McNally, M. M., & Univers, J. (2018): **Acute Limb Ischemia**. *The Surgical clinics of North America, 98(5), 1081–1096. https://doi.org/10.1016/j.suc.2018.05.002*

3. Writing Committee Members, Gerhard-Herman, M. D., Gornik, H. L., Barrett, C., Barshes, N. R., Corriere, M. A., Drachman, D. E., Fleisher, L. A., Fowkes, F., Hamburg, N. M., Kinlay, S., Lookstein, R., Misra, S., Mureebe, L., Olin, J. W., Patel, R., Regensteiner, J. G., Schanzer, A., Shishehbor, M. H., Stewart, K. J., ... Wijeysundera, D. N. (2017). *2016 AHA/ACC Guideline on the Management of Patients with Lower Extremity Peripheral Artery Disease: Executive Summary. Vascular medicine (London, England), 22(3), NP1–NP43. https://doi.org/10.1177/1358863X17701592*

4. Schrijver, A. M., de Vries, J. P., van den Heuvel, D. A., & Moll, F. L. (2016). *Long-Term Outcomes of Catheter-Directed Thrombolysis for Acute Lower Extremity Occlusions of Native Arteries and Prosthetic Bypass Grafts. Annals of vascular surgery, 31, 134–142. https://doi.org/10.1016/j.avsg.2015.08.026*

5. Rutherford R. B. (2009). *Clinical staging of acute limb ischemia as the basis for choice of revascularization method: when and how to intervene. Seminars in vascular surgery, 22(1), 5–9. https://doi.org/10.1053/j.semvascsurg.2008.12.003*

6. Santistevan J. R. (2017). *Acute Limb Ischemia: An Emergency Medicine Approach. Emergency medicine clinics of North America, 35(4), 889–909. https://doi.org/10.1016/j.emc.2017.07.006*

7. de Donato, G., Pasqui, E., Setacci, F., Palasciano, G., Nigi, L., Fondelli, C., Sterpetti, A., Dotta, F., Weber, G., & Setacci, C. (2018). *Acute on chronic limb ischemia: From surgical embolectomy and thrombolysis to endovascular options. Seminars in vascular surgery, 31(2-4), 66–75. https://doi.org/10.1053/j.semvascsurg.2018.12.008*

8. Simon, F., Oberhuber, A., Floros, N., Busch, A., Wagenhäuser, M. U., Schelzig, H., & Duran, M. (2018). *Acute Limb Ischemia-Much More Than Just a Lack of Oxygen. International journal of molecular sciences, 19(2), 374. https://doi.org/10.3390/ijms19020374*

Capítulo 9

Disfunción Valvular Aguda
Andrea Fernanda Ortiz Paredes

INTRODUCCIÓN

El corazón tiene cuatro válvulas: tricúspide, pulmonar, mitral y aórtica; estas válvulas cardiacas desempeñan un papel importante en el flujo unidireccional de la sangre, al abrirse y cerrarse con cada latido.

Los cambios de presión detrás y delante de las válvulas, les permite abrir sus «puertas» que son como hojuelas denominadas «valvas» precisamente en el momento debido y luego cerrarlas firmemente para evitar el retroceso de la sangre.

Dos tipos de problemas pueden alterar el flujo de sangre por las válvulas: la regurgitación y la estenosis.

La regurgitación o insuficiencia, se produce cuando una válvula no cierra bien y permite que se produzca un reflujo de sangre, en lugar de que ésta fluya, en forma unidireccional, como corresponde. Si es grande el reflujo de sangre, sólo una pequeña cantidad de sangre puede fluir hacia los órganos del cuerpo. El corazón trata de compensar realizando un mayor esfuerzo, pero con el tiempo las cavidades se hipertrofian y es menor su capacidad contráctil.

La estenosis es cuando las valvas no se abren lo suficiente y sólo puede pasar una pequeña cantidad de sangre por la válvula. Se produce una estenosis cuando las valvas se vuelven más gruesas, se endurecen o se fusionan. Debido al estrechamiento de la válvula, el corazón debe esforzarse más para bombear sangre al cuerpo.

La evaluación clínica del paciente con enfermedad valvular, constituye el pilar fundamental para definir qué válvulas se encuentran comprometidas, la etiología de la enfermedad, la severidad del daño y de acuerdo a síntomas y estudios complementarios, definir la conducta por seguir. (Mendoza , 2016)

El diagnóstico y tratamiento de los pacientes con enfermedades valvulares cardíacas han sufrido importantes cambios en las últimas cuatro décadas, esto es posible y atribuible al avance de los diferentes métodos de valoración ventricular no invasivo, el mejoramiento de técnicas de reconstrucción y al desarrollo de pautas para el seguimiento de toma de decisión del momento quirúrgico. Todos estos cambios en el avance tecnológico- científico hacen que continuamente se estén revisando y actualizando las pautas de diagnóstico, seguimiento y manejo de patologías valvulares cardiacas. (Coronel, y otros)

Gracias a los adelantos científicos en medicina, como la aparición de la penicilina, la incidencia de la fiebre reumática ha disminuido y como tal la enfermedad cardíaca reumática ya no es la principal causa de patología valvular; a cambio las condiciones de vida han mejorado aumentando la expectativa de la misma, es por ello que dentro de las causas de enfermedad valvular se cuenta con la enfermedad degenerativa o senil dentro de muchas otras.

A continuación, trataremos las patologías valvulares desde un enfoque agudo.

DISFUNCIÓN VALVULAR AORTICA
La disfunción valvular aortica aguda se caracteriza por la presencia de un cuadro clínico de insuficiencia cardíaca grave, frecuentemente edema pulmonar y shock. (Aquieri, y otros, 2015)

FISIOPATOLOGÍA
En insuficiencia aórtica aguda, el ventrículo izquierdo no tiene tiempo para dilatarse y que ingrese el mayor volumen, lo que provoca un aumento rápido de la presión ventricular izquierda y posteriormente edema pulmonar con la disminución del gasto cardíaco.

En la Insuficiencia aórtica severa aguda, existe una súbita sobrecarga de volumen en un ventrículo izquierdo poco preparado, generando una súbita y severa elevación de la presión de fin de diástole del ventrículo izquierdo (>30 mmHg), la que puede igualar la presión diastólica aórtica y superar la presión diastólica de la aurícula izquierda. Lo anterior incrementa la presión capilar pulmonar, disminuye el volumen expulsivo y genera caída de la presión de perfusión coronaria, existiendo como compensación vasoconstricción periférica y taquicardia para mantener el gasto cardíaco. (Vega , Córdova , Gabrielli , McNab , & Muñoz, 2018)

SIGNOS Y SÍNTOMAS
Durante el examen físico pueden manifestar dolor torácico (angina), disnea y de acuerdo al tiempo de evolución signos claros de insuficiencia cardiaca, principalmente cuando los mecanismos compensatorios fracasan. (Mendoza , 2016)

Puede haber pulso alternante y soplo protodiastólico in decrescendo con galope por tercero y/o cuarto ruido. Con relativa frecuencia pueden confundirse los hallazgos auscultatorios diastólicos como fenómenos sistólicos. El ECG evidencia taquicardia sinusal. La radiografía de tórax revela congestión pulmonar, mientras que el índice cardiotorácico puede estar dentro de lo normal. (Mendoza , 2016)

La insuficiencia aórtica severa aguda constituye una emergencia quirúrgica; sus principales causas son la endocarditis infecciosa, trauma y la disección aórtica. (Vega , Córdova , Gabrielli , McNab , & Muñoz, 2018)

La insuficiencia aórtica (IA) puede ser aguda (muy infrecuente) o crónica. Las principales causas de insuficiencia aórtica aguda son
·   Endocarditis infecciosa (EI)
·   Disección de la aorta ascendente

EVALUACIÓN DIAGNOSTICA
El electrocardiograma evidencia taquicardia sinusal, la radiografía de tórax revela congestión pulmonar, mientras que el índice cardiotorácico puede estar dentro de lo normal.

El ecocardiograma permite evaluar:
–Las características estructurales de la válvula aórtica, es decir si es bicúspide, tiene vegetaciones, prolapso, rotura, engrosamiento, calcificación, degeneración mixomatosa o tumores.
– Las características de la raíz aórtica, si hay presencia de dilatación, aneurisma, ectasia anuloaórtica, disección o aneurisma del seno de Valsalva.

Criterios ecocardiográficos de gravedad
– Relación ancho jet / ancho TSVI > 64%. (14, 15)
– Pendiente de desaceleración del flujo regurgitante diastólico > 3 m/seg2 o tiempo de hemipresión < 200-300 mseg. (16, 20)
– Flujo holodiastólico invertido en la aorta abdominal.
– Cierre precoz de la válvula mitral, regurgitación mitral diastólica y apertura mesodiastólica/telediastólica de la válvula aórtica (especialmente en insuficiencia aórtica aguda).

Indicadores ecocardiográficos de mal pronóstico
– Fracción de eyección (24) < 50%.
– Fracción de acortamiento < 27%.
– Diámetro sistólico del VI (25) > 26 mm/m2 .
– Diámetro diastólico del VI (26) > 38 mm/m2 .
– Relación radio/espesor (fin de diástole) (R/E) (26) > 3,8.
– Estrés parietal sistólico pico (R/E × TAS) (26) > 600 mm Hg
(Aquieri, y otros, 2015)

Tabla 1. Hallazgos ecocadiográficos de severidad en disfunción valvular

Ancho vena contracta (cm) > 0.6 cm
Relación ancho del jet/ ancho del tracto de salida ≥ 65%
Volumen regurgitante (ml) ≥ 60 ml/latido
Fracción regurgitante (%) ≥ 50%
Orificio regurgitante efectivo (cm2) ≥ 0.3 cm2
Flujo holodiastólico reverso en la aorta abdominal proximal
Dilatación del ventrículo izquierdo

Fuente: (Mendoza , 2016)
Elaboración: la autora

TRATAMIENTO
Insuficiencia aórtica aguda Consideraciones generales

En el tratamiento de la insuficiencia aórtica aguda deben considerarse dos aspectos:

1) su etiología y
2) gravedad de la regurgitación.
1) Las dos etiologías más frecuentes son la endocarditis infecciosa y la disección aórtica.

En el caso de la endocarditis infecciosa, la cirugía es imperiosa si la regurgitación aórtica significativa se acompaña de insuficiencia cardíaca grave resistente al tratamiento médico. En cambio, si la insuficiencia aórtica no compromete hemodinámicamente al paciente, el tratamiento estará condicionado a otras eventualidades (persistencia del cuadro séptico, presencia de absceso anular, etiología micótica, embolias mayores a repetición).

En las insuficiencias aórticas agudas secundarias a disección aórtica, el pronóstico está más relacionado con la disección que con el grado de gravedad de la regurgitación, por lo que el tratamiento está dirigido a su reparación quirúrgica de emergencia.

2) Gravedad de la regurgitación La insuficiencia aórtica aguda puede ser leve, moderada o grave. El VI no acostumbrado a una sobrecarga brusca de volumen solo puede llegar a adaptarse frente a una regurgitación leve a moderada. Sin embargo, una sobrecarga grave es muy mal tolerada y el

paciente puede desarrollar insuficiencia cardíaca aguda, grave y refractaria al tratamiento médico. En estos casos, la cirugía precoz es el único medio que permite solucionar este círculo vicioso (Aquieri, y otros, 2015)

Tratamiento médico
Habitualmente, la contractilidad miocárdica no se encuentra deprimida en la insuficiencia aórtica aguda grave. Cuando lo está, en general se asocia con isquemia miocárdica. La disminución de la función sistólica se debe, en la mayoría de los casos, a un desequilibrio entre la precarga y la poscarga. Las drogas inotrópicas, por lo tanto, tienen escasa utilidad y los diuréticos pueden mejorar la congestión pulmonar, sin disminuir el volumen regurgitante.

Los medicamentos de elección son las drogas vasodilatadoras, y entre ellas, el nitroprusiato de sodio por vía intravenosa, que logra disminuir el volumen de regurgitación a través de una disminución de la resistencia periférica. La utilización de esta medicación, en caso de insuficiencia cardíaca por insuficiencia aórtica aguda grave, es solamente de sostén, ya que la cirugía en estos casos debe ser lo más precoz posible. El balón de contrapulsación se encuentra totalmente contraindicado por aumentar la gravedad de la regurgitación. (Aquieri, y otros, 2015)

Tabla 2. Recomendaciones para intervenir en presencia de insuficiencia aórtica severa. RVA: reemplazo valvular aórtico; VI: ventrículo izquierdo; FEVI: fracción de eyección del ventrículo izquierdo; DFS: diámetro final sistólico

Recomendaciones	Recomendación	Nivel de evidencia
RVA es recomendado para pacientes sintomáticos con IA severa independiente de la función sistólica del VI	I	B
RVA es recomendado para pacientes asintomáticos con IA severa y fracción de eyección del VI < **50%**	I	B
RVA es recomendada para pacientes con IA severa, quien necesita otra cirugía cardiaca.	I	C
RVA es razonable para pacientes asintomáticos con una IA severa con FEVI ≥ 50%, pero con dilatación del VI (DFS > 50mm)	IIa	B

RVA es razonable para pacientes con IA moderada, quine necesitan otra cirugía cardiaca.	IIa	C

Fuente: (Mendoza , 2016)
Elaboración: la autora

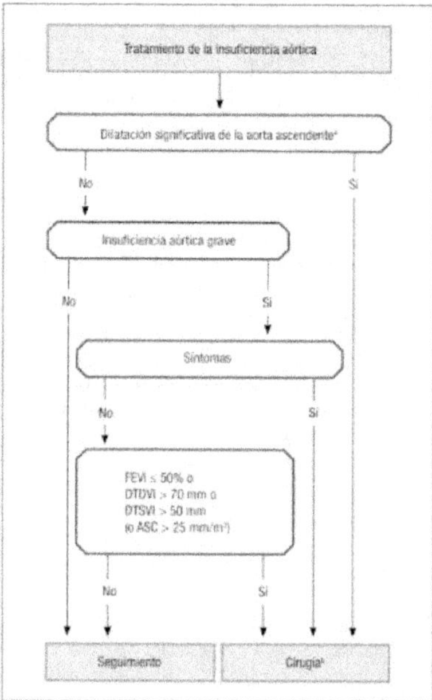

Figura 1. Tratamiento de la insuficiencia aórtica. ASC: área de superficie corporal: DIDVI: diámetro telediastólico del ventrículo izquierdo: DTSVI: diámetro de telesistólico del ventrículo izquierdo: FEVI: fracción de eyección del ventrículo izquierdo.

Fuente: (Helmut , y otros, 2018)

DISFUNCIÓN VALVULAR MITRAL
DEFINICIÓN

La disfunción valvular mitral (IM) se origina como consecuencia de cualquier anomalía que involucre al aparato valvular mitral (anillo, valvas, cuerdas tendinosas, músculos papilares y/o el miocardio adyacente) que provoca el reflujo de sangre desde el ventrículo izquierdo a la aurícula izquierda durante la sístole.

Fisiopatología y evolución natural

Las etiologías más frecuentes de IM aguda (IMA) son: endocarditis infecciosa, la rotura espontánea de las cuerdas tendinosas en válvulas mixomatosas, por isquemia miocárdica o en el curso del infarto agudo de miocardio, fiebre reumática aguda y traumáticas (iatrogénica o de otra causa).

En el infarto agudo de miocardio, la IMA puede ser secundaria a los siguientes mecanismos: disfunción isquémica de la pared sobre la cual se asienta el músculo papilar, alteración en la geometría del ventrículo izquierdo (dilatación/anomalías de contracción) con falla de la coaptación valvar y/o rotura de las cuerdas tendinosas o del músculo papilar.

La presentación clínica y la evolución de la IMA dependen de su etiología, la presencia de enfermedad valvular mitral previa, la distensibilidad auriculoventricular izquierda, el volumen de regurgitación y de la función del ventrículo izquierdo, así como del resto de las variables comunes a todas las valvulopatías.

El incremento súbito del volumen en el ventrículo y la aurícula izquierdos sin capacidad para adaptarse a esta nueva condición hemodinámica determina el aumento de las presiones de llenado y el estado de congestión pulmonar. Esto condiciona la frecuente presentación de edema agudo de pulmón como consecuencia de una sobrecarga de volumen y presión en una aurícula izquierda no distensible. Existe un incremento en el volumen de fin diástole; el volumen de fin de sístole se encuentra normal o disminuido y la fracción de eyección es normal o está incrementada.

SIGNOS Y SÍNTOMAS

Al examen físico los pacientes con IMA se presentan, por lo general, gravemente enfermos con un cuadro clínico de insuficiencia cardíaca, edema agudo de pulmón y en ocasiones hipotensión arterial que puede llegar al shock cardiogénico.

El soplo puede ser suave o inaudible y el flujo color por eco-Doppler puede infraestimar la gravedad de la lesión. En la radiografía de tórax es frecuente observar un corazón de tamaño normal con signos de congestión pulmonar de diferentes grados.

El electrocardiograma puede ser normal, aunque pueden aparecer signos de isquemia o infarto agudo de miocardio. La IMA es mal tolerada y conlleva un mal pronóstico si no se realiza un tratamiento adecuado.

Diagnóstico
El eco-Doppler color permite una rápida aproximación diagnóstica al cuadro de insuficiencia cardíaca, detecta el grado de reflujo, la etiología, el mecanismo de producción de la regurgitación y la presencia de sobrecarga izquierda y derecha.

La realización de un eco transesofágico se indica cuando el mecanismo y la etiología tienen que ser aclarados y el paciente va a ser sometido a cirugía de urgencia para evaluar la posibilidad de reparación. La monitorización hemodinámica se realiza solo en casos en los que el diagnóstico sea equívoco mediante los métodos no invasivos o el paciente se encuentre en estado de shock y se necesita monitorizar las medidas terapéuticas por el estado del paciente.

TRATAMIENTO
El objetivo del tratamiento médico es disminuir la cantidad del reflujo mitral, en la IMA, la reducción de las presiones de llenado se debe lograr mediante el tratamiento con vasodilatadores y diuréticos.

El nitroprusiato de sodio reduce la poscarga y la fracción regurgitante. Si no hay mejoría rápida, el implante precoz de balón de contrapulsación intraaórtico son útiles en caso de hipotensión e inestabilidad hemodinámica. (Helmut , y otros, 2018)

En los pacientes hipotensos o con parámetros de shock el siguiente escalón de tratamiento consiste en el uso de agentes inotrópicos. Cuando la IMA es secundaria a la rotura del músculo papilar, requiere resolución quirúrgica inmediata. Cuando es producida por otros mecanismos que no presentan un grado mayor de alteración anatómica en el aparato valvular y es posible estabilizar al paciente con el tratamiento médico, la cirugía se puede diferir. (Aquieri, y otros, 2015)

Ante la refractariedad a las medidas terapéuticas, el tratamiento quirúrgico debe instituirse previo al deterioro multiorgánico. Los principales determinantes de mortalidad operatoria en la IMA son:

– El grado de regurgitación mitral.
– El infarto de miocardio preoperatorio ocurrido dentro del mes previo a la cirugía.
– La insuficiencia cardíaca izquierda y el shock cardiogénico preoperatorio.
– La necesidad de cirugía de urgencia o emergencia.

Indicaciones para la intervención en la insuficiencia mitral primaria grave

Recomendaciones	Clase[a]	Nivel[b]
La reparación de válvula mitral debe ser la técnica preferida cuando se espera que los resultados sean duraderos	I	C
La cirugía está indicada para pacientes sintomáticos con FEVI > 30%[91,101,112]	I	B
La cirugía está indicada para pacientes asintomáticos con disfunción del VI (DTSVI ≥ 45 mm o FEVI ≤ 60%)[122,123]	I	B
Debe considerarse la cirugía para pacientes asintomáticos con función del VI conservada (DTSVI < 45 mm y FEVI ≤ 60%) y fibrilación auricular secundaria a insuficiencia mitral o hipertensión pulmonar[c] (presión pulmonar sistólica en reposo > 50 mmHg)[123,124]	IIa	B
Debe considerarse la cirugía para pacientes asintomáticos con FEVI conservada (> 60%) y DTSVI de 40-44 mm cuando sea probable una reparación duradera, el riesgo quirúrgico sea bajo, la reparación se lleve a cabo en un centro con experiencia y haya al menos 1 de los siguientes hallazgos: • Rotura de cuerdas tendinosas o • Dilatación de la AI significativa (índice de volumen ≥ 60 ml/m² del ASC) en ritmo sinusal	IIa	C
Debe considerarse la reparación de válvula mitral de los pacientes sintomáticos con disfunción del VI grave (FEVI < 30% o DTSVI > 55 mm) refractaria a tratamiento médico si las probabilidades de reparación eficaz son altas y la comorbilidad es baja	IIa	C
Puede considerarse el reemplazo de la válvula mitral de pacientes con disfunción del VI grave (FEVI < 30% o DTSVI > 55 mm) refractaria a tratamiento médico si la probabilidad de la reparación valvular y la comorbilidad son bajas	IIb	C
Puede considerarse el procedimiento percutáneo de «borde con borde» para pacientes con insuficiencia mitral primaria grave sintomática que cumplan los criterios ecocardiográficos de elegibilidad y el equipo cardiológico considere inoperables o con alto riesgo quirúrgico, evitando realizar procedimientos inútiles	IIb	C

AI: aurícula izquierda; ASC: área de superficie corporal; DTSVI: diámetro telesistólico del ventrículo izquierdo; FEVI: fracción de eyección del ventrículo izquierdo; VI: ventrículo izquierdo.

Fuente: (Helmut , y otros, 2018)

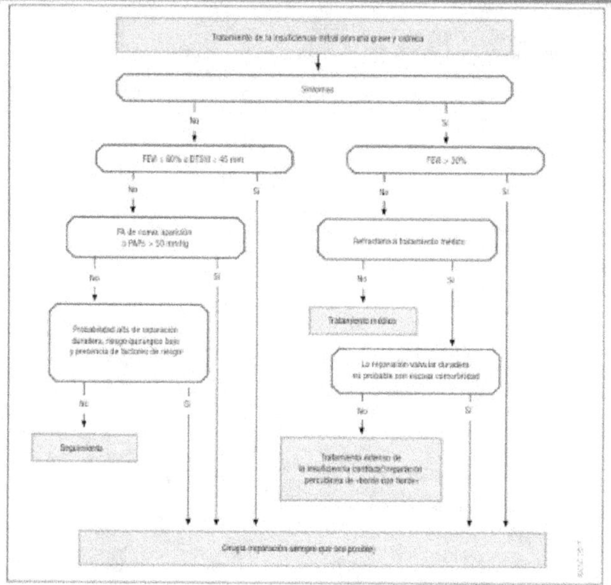

Fuente: (Helmut , y otros, 2018)

DISFUNCIÓN VALVULAR TRICUSPIDEA

La enfermedad de la válvula tricúspide (VT) se clasifica generalmente como una valvulopatía primaria o intrínseca o como una disfunción valvular secundaria o funcional. La valvulopatía primaria se debe a una anomalía estructural del aparato valvular.

La enfermedad secundaria o funcional de la VT es consecuencia de factores que generalmente conducen a una dilatación del anillo tricuspídeo, con frecuencia por una cardiopatía izquierda, y causan una hipertensión ventricular derecha, con dilatación y disfunción. (M., 2010)

SIGNOS Y SINTOMAS

Generalmente predominan los síntomas de cardiopatía izquierda en los pacientes que presentan una enfermedad de la VT de tipo secundario.

Los síntomas son consecuencia de: *a)* la disminución del gasto cardiaco, (p. ej., fatiga), y *b)* la hipertensión auricular derecha (p. ej., congestión hepática que causa una molestia en el cuadrante superior derecho del abdomen o congestión intestinal con síntomas de dispepsia o indigestión además edema de miembros inferiores y ascitis.

TRATAMIENTO

El tratamiento médico de la insuficiencia tricuspídea secundaria se basa en diuréticos e inhibidores de la enzima convertidora de la angiotensina, ya que la sobrecarga derecha produce activación del sistema renina-angiotensina-aldosterona.

Sin embargo, se debería ser prudente en el manejo, ya que la IT grave per se puede disminuir el filtrado glomerular y este efecto podría verse agravado por el uso de diuréticos y vasodilatadores. (Aquieri, y otros, 2015)

INDICACIONES DE INTERVENCIÓN

En la insuficiencia tricuspídea primaria grave, la cirugía está recomendada no solo para los pacientes sintomáticos, sino que también se debe considerar para los pacientes asintomáticos si se observa una dilatación progresiva o una disminución de la función del VD. Aunque estos pacientes suelen responder bien al tratamiento diurético, el retraso de la cirugía puede producir un daño irreversible del VD, fallo orgánico y peores resultados de la intervención quirúrgica tardía.

En la insuficiencia tricuspídea secundaria, la combinación de reparación de la válvula, si está indicada, con la cirugía de lado izquierdo no aumenta el riesgo quirúrgico y se ha demostrado que puede favorecer el remodelado inverso del VD y mejorar el estado funcional, incluso en ausencia de insuficiencia tricuspídea significativa si hay dilatación del anillo.

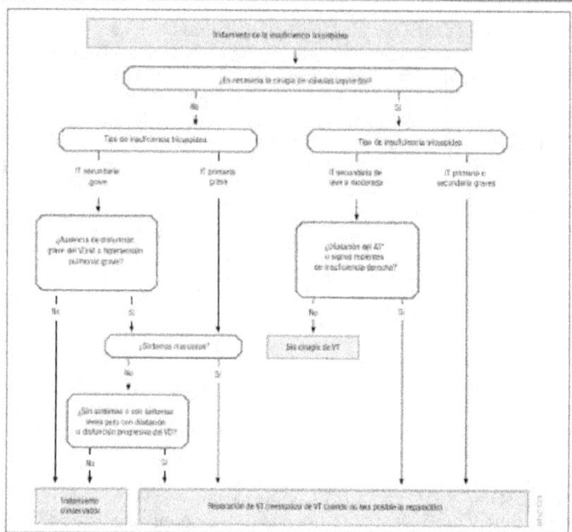

Fuente: (Helmut , y otros, 2018)

Indicaciones para la cirugía de válvula tricúspide

Recomendaciones en la insuficiencia tricuspídea secundaria		
La cirugía está indicada para pacientes con insuficiencia tricuspídea secundaria grave que van a someterse a cirugía de válvula izquierda	I	C
Debe considerarse la cirugía para pacientes con insuficiencia tricuspídea secundaria de leve a moderada con anillo dilatado ($\geq$ 40 mm o 21 mm/m² determinado por ecocardiografía bidimensional) que van a someterse a cirugía de válvula izquierda	IIa	C
Debe considerarse la cirugía para pacientes con insuficiencia tricuspídea secundaria de leve a moderada que van a someterse a cirugía de válvula izquierda, incluso en ausencia de dilatación anular si se ha documentado recientemente insuficiencia de corazón derecho	IIa	C
Después de la cirugía de válvula izquierda y en ausencia de disfunción valvular izquierda recurrente, debe considerarse la cirugía para pacientes con insuficiencia tricuspídea grave que están sintomáticos o tienen dilatación/disfunción progresiva del VD o disfunción del VI y enfermedad vascular pulmonar/hipertensión pulmonar graves	IIa	C

Fuente: (Helmut , y otros, 2018)

DISFUNCIÓN VALVULAR PULMONAR

La inmensa mayoría de las lesiones causantes de una valvulopatía pulmonar son congénitas o consecuencia del tratamiento quirúrgico de lesiones congénitas. Los trastornos adquiridos son muy poco comunes. (M., 2010)

La insuficiencia pulmonar (IP) grave como lesión residual puede encontrarse en pacientes adultos posteriormente al tratamiento quirúrgico de la tetralogía de Fallot, en especial los intervenidos con la técnica de parche transanular o posterior a la apertura del anillo pulmonar. (Aquieri, y otros, 2015)

En el posoperatorio de la tetralogía de Fallot existen básicamente dos escenarios posibles:

1) el de la obstrucción pulmonar residual con grados variables de obstrucción, hipertrofia ventricular derecha y fisiología restrictiva, o bien
2) el de la IP con diversos grados de regurgitación y dilatación ventricular derecha.

De acuerdo al conocimiento actual de este problema, el primero de estos escenarios parece ser el más conveniente. La estrategia quirúrgica adoptada puede determinar cuál de estos escenarios tendrá lugar. En un extremo, con IP "libre" y nula obstrucción residual, y, en el otro, con algún grado de obstrucción residual y niveles variables de incompetencia valvular pulmonar.

Debe tenerse presente que un número cada vez mayor de adultos con valvulotomía previa, o reparación de tetralogía de Fallot, requerirán reemplazo valvular pulmonar electivo antes de que sobrevenga una disfunción ventricular derecha irreversible. (Guzzo de León)

1. *Aquieri, A., Agatiello , C., Avegliano , G., Baratta , S., Batellini , R., Bermann , A., . . . Falconi , M. (Junio de 2015). CONSENSO DE VALVULOPATÍAS. Revista argentina de cardiología, 83(2). Obtenido de https://www.sac.org.ar/ wp-content/uploads/2015/06/consenso-valvulopatias-suplemento-2-2015.pdf*

2. *Coronel, J., Salazar , G., Rivas , P., Cely , A., Sanchez , C., Bernal , M., . . . Parra Mejía, T. (s.f.). ENFERMEDAD VALVULAR CARDIACA. Bogotá. Obtenido de https://scc.org.co/wp-content/uploads/2012/08/capitulo6.pdf*

3. *Helmut , B., Volkmar, F., Jeroen J., B., Michele , D., Hamm, C., Holm, P., . . . Rodríguez Muñoz , D. (2018). Guia ESC/EACTS 2017 sobre el tratamiento de las valvulopatías. Revista española de cardiología, 712. doi:https://doi.org/ 10.1016/j.recesp.2017.12.014*

4. *M., S. P. (2010). Valvulopatía tricuspídea y pulmonar: evaluación y tratamiento. Revista Española de Cardiología, 63(11). doi:DOI: 10.1016/ S0300-8932(10)70304-3*

5. *Mendoza , F. (Julio- Septiembre de 2016). Valvulopatías en insuficiencia cardiaca. Memorias XXVI Congreso Colombiano Medicina Interna, 41(3). Obtenido de http://www.actamedicacolombiana.com/anexo/articulos/ 2016/03S-2016-04.pdf*

6. *Vega , J., Córdova , S., Gabrielli , L., McNab , P., & Muñoz, M. (Diciembre de 2018). Insuficiencia aortica severa aguda, aspectos diagnósticos de la ecocardiografia. Revista Chilena de cardiología, 37(3). doi:http://dx.doi.org/ 10.4067/S0718-85602018000300206*

Capítulo 10

Pericarditis

Yessenia Magaly Cruz Castillo

INTRODUCCIÓN

La pericarditis es un diagnóstico importante a considerar ante un paciente que acude con cuadro de dolor de pecho, deber ser considerado dentro de los diagnósticos diferenciales.

El dolor torácico es un síntoma de presentación común y la evaluación clínica inicial es vital para diferenciar y encaminar la atención médica. Los elementos importantes de la historia son la descripción del dolor y sus síntomas asociados. Después de profundizar en el síntoma de presentación, la historia debe centrarse en la presencia de factores de riesgo, como antecedentes de enfermedad cardiovascular, enfermedades del tejido conectivo o autoinmunes, insuficiencia renal, diabetes, hipertensión, dislipidemia, antecedentes familiares positivos de enfermedad cardíaca y antecedente de tabaquismo. (Atifur Rahman, 2017).

Aproximadamente el 5% de las presentaciones de dolor torácico en un departamento de emergencias corresponde a la pericarditis.

La pericarditis aguda y recurrente es el síndrome pericárdico más común encontrado en la práctica clínica. La pericarditis puede ocurrir como un proceso aislado o como una manifestación de una enfermedad sistémica (p. Ej., Enfermedad inflamatoria sistémica). (Massimo Imazio, 2017).

A continuación diferentes términos de la pericarditis aguda (tabla 1)

Definiciones de pericarditis crónica, incesante y recurrente	
Crónica	Pericarditis que dura> 4-6 semanas, pero <3 meses sin remisión
Incesante	Recurrencia de pericarditis después de un primer episodio documentado de pericarditis aguda y un intervalo sin síntomas de 4 a 6 semanas o más
Recurrente	Pericarditis que dura> 3 meses

Tabla 1. Algoritmo de tratamiento médico de la pericarditis recurrente. tx, tratamiento. (De Imazio M. Enfermedades miopericárdicas. Springer; 2016).

EPIDEMIOLOGÍA

La pericarditis aguda es una de las formas más comunes de enfermedad pericárdica y una causa común de dolor torácico. La pericarditis se asocia con pacientes con traumatismos, pacientes urémicos y enfermedad maligna. Es más común en hombres. (Dababneh & Siddique., 2020)

La incidencia de pericarditis aguda se ha informado como 27,7 casos por 100.000 personas-año en una zona urbana italiana (norte de Italia), con miocarditis concomitante en aproximadamente el 15% de los casos (Imazio M C. E., Myopericarditis versus viral or idiophatic acute pericarditis, 2008). La pericarditis es responsable del 0,1% de todos los ingresos hospitalarios y del 5%. de ingresos a urgencias por dolor torácico.

FISIOPATOLOGÍA

El pericardio tiene múltiples funciones. Actúa como un ancla para el corazón dentro de la cavidad torácica, forma una barrera para la infección extrínseca y mejora la interacción dinámica entre las cámaras cardíacas. Cabe señalar que el pericardio no es necesario para la supervivencia humana, ya que se han notificado casos de ausencia congénita completa del pericardio descubiertos incidentalmente en pacientes asintomáticos. A pesar de la preocupación por el aumento de la movilidad cardíaca y el desplazamiento dentro de la cavidad torácica, los estudios han mostrado una fracción de eyección del ventrículo izquierdo (FEVI) y una esperanza de vida similares en estos pacientes en comparación con la población general. (Imazio, 2020)

Debido a la rica inervación de la capa parietal, cualquier proceso inflamatorio mediado por una agresión infecciosa, autoinmune o traumática puede resultar en un dolor torácico retroesternal intenso, como se ve comúnmente en la pericarditis aguda. Esto explica por qué la gran mayoría de las presentaciones (> 90%) tienen molestias en el pecho. En casos de derrame pericárdico, la distensibilidad pericárdica puede aumentar en respuesta a la acumulación lenta de líquido, lo que permite que el saco pericárdico se dilate con el tiempo sin comprimir las cámaras cardíacas. Esto significa que la tasa de acumulación de líquido (y los cambios de presión resultantes, como en la distensibilidad pericárdica) es a menudo más importante que el volumen para determinar la secuela hemodinámica que afecta al corazón. En virtud de esta virtud, un derrame pericárdico relativamente pequeño puede causar taponamiento potencialmente mortal si se acumula precipitadamente, mientras que un proceso incipiente (como una neoplasia maligna) puede permitir que se forme un derrame pericárdico grande durante semanas antes de ejercer una fisiología constrictiva sobre las cámaras cardíacas.

DIAGNÓSTICO CLÍNICO

Los síntomas típicos incluyen dolores agudos retroesternales (98.3%) que pueden irradiarse al cuello o el brazo de una manera similar a la angina. El agravamiento del dolor con la inspiración profunda y la posición supina son características distintivas. Un roce pericárdico por fricción es un hallazgo importante, aunque infrecuente y, a menudo, fugaz que se observa solo en aproximadamente el 35% de los casos. Cuando está presente, el roce pericárdico por fricción es un sonido de rasguño agudo que se escucha con mayor frecuencia en el borde esternal inferior izquierdo, mejor en la espiración con el paciente posicionado inclinado hacia adelante. (Atifur Rahman, 2017)

El examen físico de un paciente que presenta dolor torácico incluye principalmente un examen cardiovascular. Se debe medir la presión arterial en ambos brazos y evaluar al paciente para detectar la presencia de: cambios agudos en los signos vitales, con especial atención a los signos de choque (es decir, diaforesis, sensación de humedad, taquicardia, disminución de la presión arterial), pulso paradójico, presión venosa yugular elevada, cambios en los sonidos cardíacos o pulmonares y edema periférico.

Al igual que con la anamnesis, también es probable que estén indicados exámenes complementarios para definir origen respiratorio, gastrointestinal o musculoesquelética.

	Porcentaje en práctica general (%)	Porcentaje en departamento de emergencia (%)
Condiciones musculoesqueléticas	29	7
Condiciones respiratorias, incluyendo neumonía, neumotórax y cáncer de pulmón	20	12
Condiciones psicosociales	17	9
Condiciones cardiovasculares, incluyendo infarto agudo de miocardio, angina inestable, embolismo pulmonar y falla cardiaca	13	54
Condiciones gastrointestinales	10	3
Enfermedad arterial coronaria estable	8	13
Causas no específicas	11	15

Tabla 2. Causas de los dolores de pecho que se presentan en la práctica general, en comparación con los servicios de urgencias. Tomado (Atifur Rahman, 2017)

Los diagnósticos diferenciales de la presentación de la Pericarditis Aguda incluyen embolia pulmonar, disección aórtica, neumotórax, neumonía e infarto agudo de miocardio. Si el diagnóstico sigue sin estar claro, el paciente debe ser enviado al servicio de urgencias dada la gravedad de los diagnósticos diferenciales mencionados anteriormente, que si se pasan por alto, podrían ser fatales. Un electrocardiograma (ECG) y análisis de sangre son esenciales para guiar el manejo de estos pacientes.

Se puede llegar a un diagnóstico clínico cuando se cumplen 2 de 4 criterios (Tabla 3)

Criterios diagnósticos para Pericarditis Aguda	
Pericarditis	Definición y criterios diagnósticos
Aguda	El síndrome pericárdico inflamatorio debe diagnosticarse con al menos 2 de los 4 criterios siguientes: 1. Dolor torácico pericardítico 2. Frotaciones pericárdicas 3. Nueva elevación del ST o depresión de PR generalizada en el ECG 4. Derrame pericárdico (nuevo o que empeora) Hallazgos de apoyo adicionales: Elevación de marcadores de inflamación (es decir, PCR, VSG y recuento de glóbulos blancos); Evidencia de inflamación pericárdica mediante una técnica de imagen (tomografía computarizada, resonancia magnética cardíaca)

Tabla 3. Criterios diagnósticos de Pericarditis Aguda tomado (Massimo Imazio, 2017)

La pericarditis viral típica suele ir precedida de una enfermedad respiratoria o gastrointestinal autolimitada. Sin embargo, se debe prestar especial atención a la pericarditis no viral, como la pericarditis bacteriana (a menudo asociada con altas temperaturas), la pericarditis urémica (en pacientes con insuficiencia renal), la pericarditis tuberculosa (en subgrupos de alto riesgo), la pericarditis autoinmune, y pericarditis por virus de inmunodeficiencia humana (VIH). Si existe preocupación clínica de pericarditis no viral o pericarditis por VIH, se debe derivar a un cardiólogo y a otros subespecialistas apropiados.

Causa	Prevalencia	Investigación
Idiopática	Más común	Diagnóstico de exclusión
Viral	Causa más común de enfermedad pericárdica infecciosa	No es de rutina realizar pruebas serológicas. El diagnóstico se basa principalmente en la historia y el examen físico. El virus de la inmunodeficiencia humana en pacientes de alto riesgo
Bacteriana	Poco frecuentes: pueden ocurrir simultáneam ente con neumonías.	Hemocultivos y cultivos de líquido pericárdico para identificar organismos y tratamiento directo
Tuberculosis	Poco común: considere el estado demográfico y de exposición del paciente	Radiografía de tórax, prueba de tuberculina, Quantiferon Gold, cultivos de esputo
Fúngica y parasitaria	Raro	
Autoinmune	Poco frecuentes: considerar en pacientes con concurrente artritis reumatoide, lupus eritematoso sistémico, etc.	Dirigir las pruebas a una posible enfermedad subyacente
Neoplásica	Considerar en pacientes con cáncer: las neoplasias malignas de pulmón, mama o hematológica s son más comunes	Citología del líquido pericárdico y biopsia pericárdica

Pos-procedimiento	Común después de una cirugía cardíaca o torácica	Historia
Pos-infarto agudo de miocardio	Presentación tardía después de un infarto de miocardio, generalmente varias semanas, más común en los grandes infartos anteriores	
Uremia	Sospechar en pacientes con insuficiencia renal crónica, especialmente periodos de peridiálisis.	Urea y creatinina
Radiación	Considerar en pacientes sometidos a irradiación torácica	
Drogas	Raro	

Tabla 4. Causas de pericarditis y derrame pericárdico (Atifur Rahman, 2017)

EXÁMENES COMPLEMENTARIOS
Electrocardiograma (ECG) en pericarditis

El ECG en la pericarditis es bastante típico (figura 1). Se diferencia principalmente del infarto agudo de miocardio en que la elevación del segmento ST no se localiza en un territorio vascular coronario y suele haber ausencia de depresión recíproca del segmento ST. Esto es evidente en el ECG de PA.

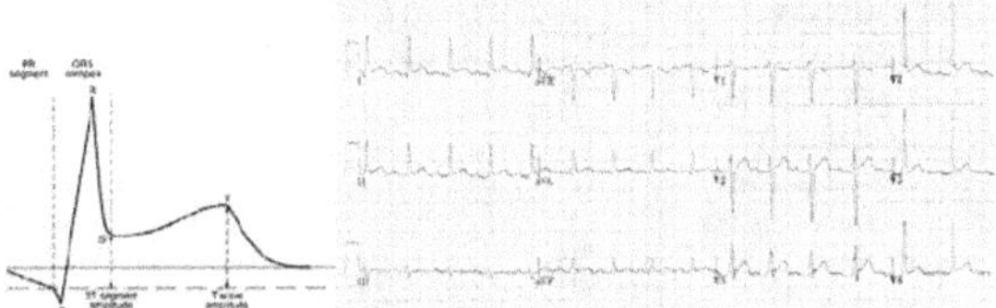

Figura 1. Cambios observados en un electrocardiograma de un paciente con pericarditis aguda.

Radiografía de tórax

La radiografía de tórax se realiza principalmente para excluir otros diagnósticos diferenciales importantes, como neumotórax, o para descartar ciertas complicaciones de la pericarditis, como grandes derrames pericárdicos. Una silueta cardíaca predominantemente "de forma globular" con una relación cardiotorácica aumentada> 0,5 es una característica de un gran derrame pericárdico en una radiografía de tórax. Las causas alternativas de este hallazgo incluirían cardiomiopatía dilatada. También es importante tener en cuenta que una radiografía de tórax puede parecer normal a pesar de que el paciente tenga derrames pequeños o moderados. Un nivel de troponina cardíaco específico negativo es un hallazgo importante. Sin embargo, puede producirse un nivel elevado de troponina específica cardiaca en la pericarditis, ya que la inflamación del epicardio sin afectación del miocardio aún puede elevar los niveles de troponina cardiaca específica en aproximadamente el 30% de los casos. (Imazio M, 2007).

Complicaciones

Las características específicas en la presentación se han asociado con un mayor riesgo de complicaciones durante el seguimiento y posibles diagnósticos etiológicos específicos (no virales y no idiopáticos).

Estas características se etiquetan como predictores de mal pronóstico (Tabla 5), y estas señales de alerta deben alertar a los médicos para que admitan a los pacientes y realicen una búsqueda etiológica dirigida a la identificación de causas específicas (p. Ej., Tuberculosis, enfermedades inflamatorias sistémicas, cáncer) que pueden justifican una terapia dirigida más allá de la terapia antiinflamatoria empírica. Su identificación en la presentación de un paciente con pericarditis permite clasificar los casos de bajo riesgo (pronóstico benigno con buena respuesta a la terapia antiinflamatoria empírica en la mayoría de los casos) frente a los casos de alto riesgo que requieren ingreso hospitalario y causa búsqueda

SEÑALES DE ALERTA EN LA PERICARDITIS
Mayor
Fiebre superior a 38 C
Inicio subagudo
Gran derrame pericárdico (> 20 mm en la ecocardiografía)
Taponamiento cardíaco
Falta de respuesta a la aspirina o AINE después de al menos 1 semana de terapia
Menor
Pericarditis asociada a miocarditis
Inmunosupresión
Trauma
Terapia anticoagulante oral

Tabla 5. Señales de alerta en un paciente con pericarditis (características que se asocian con un mayor riesgo de complicaciones durante el seguimiento y una causa específica que puede justificar una terapia específica más allá de la terapia antiinflamatoria empirica)(Atifur Rahman, 2017)

Taponamiento Cardiaco

El derrame pericárdico se observa en aproximadamente el 60% de los casos de pericarditis aguda, pero el taponamiento cardíaco es menos común y ocurre en aproximadamente el 5% de los casos. (Imazio M D. B., 2004)

El taponamiento cardíaco ocurre cuando la acumulación anormal de líquido pericárdico crea presión y causa deterioro en el llenado diastólico del corazón. . El desarrollo de taponamiento cardíaco no depende de la cantidad de líquido acumulado, sino de la velocidad de acumulación de líquido en el pericardio. Una característica clínica clásica es la "tríada de Beck": hipotensión, presión venosa yugular (PVY) elevado y ruidos cardíacos amortiguados. Otras características incluyen taquipnea, taquicardia y arritmias auriculares, como fibrilación auricular, signo de Kussmaul (un aumento paradójico de PVY en la inspiración), reflujo hepatoyugular positivo, pulsos periféricos debilitados, edema periférico y cianosis.

TRATAMIENTO

Los derrames pericárdicos de moderados a grandes que provocan síntomas deben drenarse si el tratamiento médico ha fallado. Otra indicación de drenaje es con fines diagnósticos, como la evaluación de células malignas, la citología para tuberculosis o cultivos para bacterias. El derrame pericárdico puede reaparecer y es importante repetir las imágenes para prevenir otro taponamiento cardíaco. En caso de recurrencia, se debe considerar un diagnóstico alternativo de derrame pericárdico.

Tratamiento de la Pericarditis Aguda	
Primera línea	Aspirina o AINES más colchicina
Segunda línea	Corticosteroides más colchicina
Tercera línea	Aspirina/AINES más colchicina y corticosteroides (triple terapia)
Cuarta línea	Uso de drogas alternativas (ejemplo azatioprina o anakinra)

Tabla 6. Algoritmo de tratamiento médico de la pericarditis recurrente. tx, tratamiento. (De Imazio M. Enfermedades miopericárdicas. Springer; 2016; con autorización).

Terapia antiinflamatoria empírica para la pericarditis aguda y recurrente La duración de la terapia se individualiza cuando está guiada por los síntomas y la normalización de la PCR: la dosis de ataque se mantiene hasta la resolución de los síntomas y la normalización de la PCR.			
Droga	Dosis habitual	Duración	Reducción
Aspirina	750-1000 mg c/8 horas	1-2 semanas	Disminuya las dosis cada semana: por ejemplo, 750 mg TID durante 1 semana, luego 500 mg TID durante 1 semana, luego suspenda **Recomendación de clase IIa, nivel de evidencia B**
Ibuprofeno	600 mg c/8 horas	1-2 semanas	Disminuya las dosis cada semana: por ejemplo, 600 mg más 400 mg más 600 mg durante 1 semana, luego 600 mg más 400 mg más 400 mg durante 1 semana, luego 400 mg TID durante 1 semana y luego suspenda **Recomendación de clase IIa, nivel de evidencia B**
Colchicina	0.5 mg una vez (<70 kg) o 0.5 mg BID (≥70 kg)	3 meses (aguda) 6 meses (recurrente)	No es obligatorio, alternativamente 0,5 mg en días alternos (<70 kg) o 0,5 mg una vez (≥70 kg) en las últimas semanas **Recomendación de clase IIa, nivel de evidencia B**

Tabla 7. Terapia antiinflamatoria empírica
Modificado de Imazio M. Enfermedades miopericárdicas. Saltador; 2016.

1. *Atifur Rahman, A. S. (2017). Pericarditis. The Royal Australian College of General Practitioners, 46(11), 5.*
2. *Dababneh, E., & Siddique., M. S. (2020). Pericarditis. StatPearls [Internet]., 12.*
3. *Imazio M, C. E. (2007). Indicators of poor prognosis of acute. Circulation, 115(21):2739–44.*
4. *Imazio M, C. E. (2008). Myopericarditis versus viral or idiophatic acute pericarditis. Heart , 4.*
5. *Imazio M, D. B. (2004). Day-hospital treatment of acute pericarditis: A management program for outpatient therapy. J Am Coll Cardiol, 43(6):1042–46.*
6. *Imazio, M. (2020). Noninfectious pericarditis: management challenges for cardiologists. Kardiol Pol, 396-403.*
7. *Massimo Imazio, M. F. (2017). Acute and Recurrent Pericarditis. Cardiol Clin, 9. doi:http://dx.doi.org/10.1016/j.ccl.2017.07.004*

Capítulo 11

Derrame Pericárdico
Ingrid Verónica Ostaiza Veliz

Introducción

El pericardio, es un saco membranoso fibroelástico que recubre al corazón y al origen de los grandes vasos, fija el corazón al mediastino y lo separa de las demás estructuras mediastinales, constituye una barrera mecánica e inmunológica contra las infecciones y limita la distensión de las cámaras del corazón, lo que permite mantener un volumen cardiaco relativamente constante, es avascular y está bien inervado, por lo que su inflamación es muy dolorosa activándose reflejos de tipo vagal (Goldman & Schafer, 2017).

Fisiológicamente envuelve la superficie del corazón en forma de saco o también conocido como bolsa pericárdica compuesta de dos membranas, una visceral serosa o epicardio por su relación con el miocardio y una parietal fibrosa que lo fija a las estructuras adyacentes, el espacio formado entre estas dos membranas, contiene el líquido pericárdico formado por las células del pericardio visceral e intervienen en el intercambio de líquidos y electrolitos con el sistema vascular se produce un volumen aproximado de 15 a 50 ml, considerado un ultrafiltrado del plasma que se distribuye en una capa fina y actúa como lubricante entre las capas pericárdicas proporcionando el movimiento libre del corazón dentro del saco pericárdico por su alto contenido de fosfolípidos, disminuyendo la fricción del pericardio visceral con el pericardio parietal entre 100-200 veces, cuando este volumen de líquido excede la cantidad normal se denomina derrame pericárdico (Castro Sánchez et al., 2019).

Epidemiología

La información epidemiológica del derrame pericárdico en nuestro país es escasa, estudios de cohorte de Framingham refieren que puede afectar hasta un 6.5% de la población adulta, la prevalencia aumenta según el grupo etario de <1% en pacientes con edades comprendidas de 20 a 30 años o más y del 15% en pacientes de 80 años o más, como resultado del estudio la mayoría de las personas tenían derrames pequeños y sin referencia de enfermedad cardíaca conocida, por el contrario en los servicios de urgencias la prevalencia del derrame pericárdico puede verse comprometida hasta el 15% a 30 % de la población con factores de riesgo asociados (Orihuela-Rodríguez & Carmona-Ruiz, 2019).

En el entorno clínico depende de la población estudiada, así tenemos que en los países desarrollados destaca las causas de patologías idiopáticos representando hasta un 50 %, el cáncer entre 10-25%, las causas infecciones entre 15-30%, las causas iatrogénicas de 15-20% y las enfermedades del tejido conectivo abarca 5-15 %, en los países en desarrollo predomina las causas infecciosas > 60 % por virus, bacterias, hongos y Mycobacterium tuberculosis (Adler et al., 2015).

Fisiopatología

En condiciones normales el pericardio cumple funciones importantes en el corazón, se describen funciones membranosas en la cual permite el libre movimiento o actividad cardiaca evitando el roce con las estructuras contiguas, funciones de barrera contra la infección de origen, cuando se presenta en pleuras, pulmón y mediastino, funciones de fijación del corazón en la caja torácica mediante ligamentos con el esternón, columna dorsal y el diafragma, función mecánica por restringir la dilatación miocárdica excesiva en diástole contribuyendo al adecuado llenado de ambos ventrículos, manteniendo la distensibilidad y la estructura del corazón desde el punto de vista anatómico y funcional.

La reserva pericárdica es la cantidad de volumen presente en la cavidad del pericardio sin producir cambios en su presión, volumen normal entre 15 a 50 ml, sin embargo, en el derrame pericárdico la acumulación de líquido sobrepasa el volumen fisiológico ocasionando una alteración de la relación presión-volumen por un aumento brusco de la presión pericárdica complicando el llenado ventricular y repercute de forma directa en el gasto cardiaco (Goldman & Schafer, 2017).

En resumen, cuando la acumulación de líquido en la cavidad o espacio pericárdico es importante limita la dilatación diastólica del corazón y con ello el llenado ventricular, lo que repercute con la elevación de la presión venosa sistémica, disminución de la precarga y caída del gasto cardiaco.

Cualquier patología que afecte la fisiología del pericardio puede desencadenar dos respuestas frente una agresión, una respuesta inflamatoria lo que ocasiona la acumulación de líquido y / o derrame pericárdico, que según el momento de su aparición producirá diferentes manifestaciones clínicas y una respuesta de fibroso-retráctil que dará origen a la fibrosis crónica pericárdica y eventualmente se manifestará en forma de pericarditis constrictiva (Peláez et al., 2017).

Etiología

El derrame pericárdico se considera consecuencia de un trastorno cardíaco o sistémico; en otras situaciones puede ser un hallazgo incidental por los diferentes métodos diagnósticos que puede tener importantes implicaciones pronósticas, como en los tumores intratorácicos o en la disección aórtica, o diagnósticas, como en la pericarditis aguda o el taponamiento cardíaco.

Múltiples patologías desencadenan la aparición aguda o crónica de derrame pericárdico en respuesta a una enfermedad o lesión, pero existen otros casos en el que la causa es incierta y se considera idiopática (Tabla 1), las causas infecciosas son de origen viral, bacteriana, micosis y parasitaria, las causas no infecciosas encontramos las neoplásicas, metabólicas, traumáticas y reducción del drenaje linfático (Casab et al., 2017; Martín-García et al., 2017).

Tabla 1.

Etiología del derrame pericárdico

A.	Idiopático	Inespecífica
B.	Causas infecciosas	Virus: Ecovirus, coxsackievirus, adenovirus, virus de la hepatitis B. VIH Bacterias: Pneumococcus, Staphylococcus, Streptococcus, Mycobacterium Hongos: Histoplasmosis, coccidiomicosis Parásitos: Entamoeba histolítica, Echinococcus, toxoplasma)
C.	Causas no infecciosas	Secundario a afecciones de órganos vecinos: Insuficiencia cardiaca congestiva, hipertensión pulmonar y disproteinemia en especial albúmina Metabólicos: Insuficiencia renal crónica con uremia, mixedema, hipotiroidismo Trastornos autoinmunes y sistémicos: Lupus eritematoso sistémico, artritis reumatoide, esclerodermia., Síndrome de Sjögren Síndromes por lesión de pericardio como el síndrome tras infarto agudo de miocardio (IAM), síndrome pospericardiectomía, síndrome postraumático, traumatismo iatrogénico complicación por intervención coronaria percutánea, implante de marcapasos y ablación con radiofrecuencia. Neoplasias: Mesotelioma, pulmón, mama, linfomas, melanomas y otros Traumático por lesión torácica directa o indirecta (radioterapia) Drogas y toxinas: inmunosupresores, fenitoína, isoniacida, ciclosporina, hidralacina.

Fuente Martín-García, A. C., Peláez, E. D., Martín-García, A., & Sánchez, P. L. (2017). Derrame pericárdico. Taponamiento cardiaco. *Medicine (Spain)*, *12*(44), 2621–2628.

Clasificación

El derrame pericárdico se clasifica en cinco criterios principales (Tabla 2), por su cronología en agudo, subagudo (entre 4-6 semanas) o crónico (cuando se extiende más de 3 meses), por su distribución, su volumen en función de la cuantificación por ecocardiografía, por el impacto hemodinámico que desarrolla, por su composición por patologías que pueden causar un proceso inflamatorio e incremento en la producción de líquido pericárdico (exudado) o por otros mecanismos como disminución de la reabsorción por aumento de la presión venosa sistémica este trasudado es secundario a patologías primarias o secundarias como insuficiencia cardíaca congestiva, síndrome nefrótico, cirrosis o hipertensión pulmonar, otras características son de contenido hemático, líquido piógeno (piopericardio), líquido quiloso (quilopericardio), con gas o aire (pneumopericardio) en la cavidad pericárdica (Martín-García et al., 2017).

Tabla 2.
Clasificación del derrame pericárdico

Cronología	Agudo Subagudo Crónico
Distribución	Localizado Circunferencial
Volumen	Leve < 10mm Moderado entre 10 – 20 mm Severo > 20 mm
Implicación hemodinámica	Ninguna Taponamiento cardiaco Efusivo- constrictivo
Composición	Trasudado Exudado Otros: Sangre, gas o material purulento.

Fuente Inglés, E. B., Hurtado, V. S., & Bertoli, E. (2017). *Diagnóstico y cuantificación ecocardiográfica del derrame pericárdico.* 69–71.

Clínica

El cuadro clínico del derrame pericárdico depende de varios factores que producen la elevación de la presión pericárdica ya sea por la etiología de la enfermedad como por ejemplo en casos de uremia y el hipotiroidismo haciendo que el pericardio aumente de volumen gradualmente con derrames asintomáticos o compensados hasta 1.500 ml o más, entre otros factores incluyen la edad del paciente o la velocidad en que se origina el derrame pericárdico, si este se presenta de forma brusca en minutos y horas como sucede posterior a un infarto agudo de miocardio, en la disección aortica o trauma torácico o iatrogénica por cirugías reciente suele presentarse un estado de shock y muerte súbita considerado sugestivo de taponamiento cardiaco agudo el cual está representada por la Triada de Beck con hipotensión y presión de pulso disminuida, distensión venosa yugular y ruidos cardiacos abolidos, es una emergencia médica y su identificación necesita resolución inmediata (Rodríguez Ramos et al., 2019).

En otro ámbito hay evidencia de pacientes que cursan asintomáticos, clínicamente estables y exploración física normal en su mayoría y la identificación del derrame pericárdico constituye un hallazgo casi accidental en pruebas diagnósticas al realizarse por otros motivos, sin embargo esta progresión imperceptible tiene alta probabilidad de terminar en el 30 % de los casos en taponamiento cardiaco, los síntomas usuales son secundarios a la compresión mecánica de estructuras anatómicas adyacentes al pericardio como el esófago provocando náuseas y disfagia, cuando se afecta la tráquea o los bronquios se suele acompañar de tos, disnea si existe compromiso pulmonar, ronquera e hipo por compresión del nervio laríngeo recurrente y nervio frénico respectivamente (Chiabrando et al., 2020).

Entre otros síntomas que suelen aparecer son la disnea durante el ejercicio con progresión a ortopnea, el dolor precordial o la sensación de plenitud o síntomas inespecíficos como debilidad, fiebre, anorexia, pérdida de peso, palpitaciones, apatía y letargia en casos de derrame crónico o de larga evolución (Martín-García et al., 2017).

Diagnóstico
Para el diagnóstico de compromiso del pericardio por existencia de líquido pericárdico en cantidad superior a la fisiológica, se debe determinar la presencia del derrame, la patología causal e implicación hemodinámica (Trout et al., 2018).

Ecocardiografía
En este contexto la ecocardiografía transtorácica es el método de diagnóstico no invasivo con alta sensibilidad y especificidad, utilizando técnicas de imagen en modo M o bidimensional, que permite establecer la presencia del derrame pericárdico, la evaluación semicuantitativa del tamaño y efectos hemodinámicos del derrame pericárdico, asimismo como guía para realizar procedimientos con fines diagnósticos o terapéuticos como es la pericardiocentesis, para control y seguimiento evolutivo en caso de complicaciones urgentes como el taponamiento cardiaco y determinar etiología inicial de pericarditis aguda, de recomendación Clase I Nivel B .

En la ecocardiografía modo M mediante los criterios propuestos por Weitzman permite determinar la cuantía o gravedad del derrame pericárdico, que se define por cantidad del tamaño del espacio en diástole como resultado de la suma de espacios libres presentes entre el pericardio fibroso y pericardio parietal, si éste resultado es mayor a 10 mm, es leve; si se halla entre 10 y 19 mm es moderado, si resulta superior a 20 mm o más es un derrame severo (Inglés et al., 2017).

Otra técnica de imagen útil es la ecocardiografía bidimensional, en la cual se observa la presencia del derrame o volumen de líquido en la cavidad pericárdica, si éste volumen ocasiona la separación de las membranas pericárdicas entre la sístole y diástole es leve; si el volumen de se extiende alrededor del ápex, por delante del ventrículo derecho y sobre la cara lateral del ventrículo izquierdo es severo, con esta técnica también permite valorar la distribución (circuferencial o loculada) y composición trasudativo o exudativo (Adler et al., 2015).

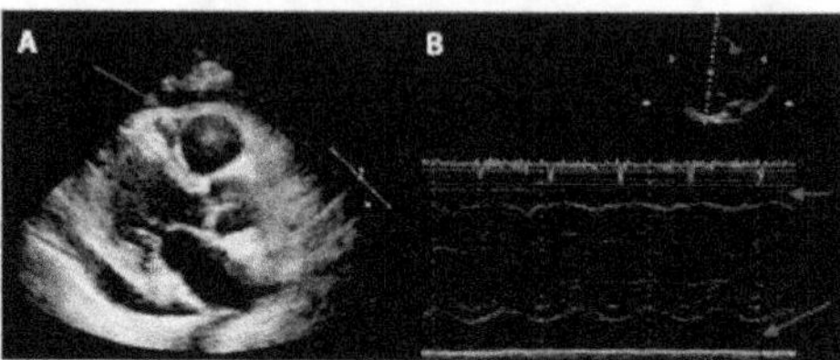

Figura 1. Derrame pericárdico. Proyección bidimensional (A) y modo M (B)
Fuente. Inglés, E. B., Hurtado, V. S., & Bertolí, E. (2017). Diagnóstico y cuantificación
ecocardiográfica del derrame pericárdico. 69–71.

Exámenes complementarios

La radiografía de tórax es normal en caso de derrames de pequeño tamaño, aunque no es un hallazgo frecuente, en la proyección lateral puede observarse una banda epicárdica ensanchada (signo de la almohadilla grasa pericárdica), en caso que el derrame pericárdico sea significativo se observa una cardiomegalia global con los bordes del corazón mal delimitados, la imagen es semejante a una cantimplora o en tienda de campaña.

La tomografía computarizada y la resonancia magnética cardíaca son métodos de diagnóstico útiles empleadas en casos de mala ventana ecocardiográfica, detecta la presencia de derrame pericárdico y su distribución, en pocas ocasiones permiten caracterizar su naturaleza (por ejemplo, el hemopericardio), como son técnicas avanzadas permite identificar masas pericárdicas (tumores o neoplasias) así como valorar el origen y extensión del mismo (Adler et al., 2015).

Electrocardiograma

El derrame pericárdico presenta alteraciones electrocardiográficas inespecíficas, que se caracteriza por una reducción del complejo QRS y en caso de derrames pericárdicos severos se aprecia el fenómeno conocido como alternancia eléctrica, que corresponde a un corazón que, por estar inmerso en líquido pericárdico, se acerca o se aleja de los electrodos, lo que ocasiona cambios de la morfología y voltaje del complejo QRS en latidos alternos, resultado de un movimiento péndulo del corazón del corazón o swinging heart, que lo aproxima o aleja de la pared torácica ya que se cambia de latido a latido dentro del fluido contenido en el saco pericárdico (Gómez Sáenz et al., 2012).

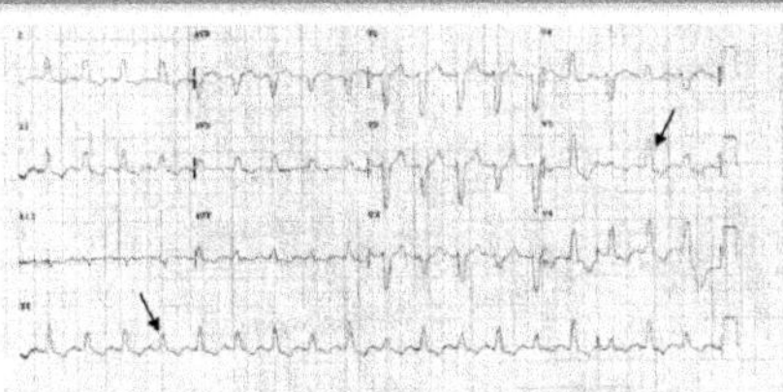

Figura 2. ECG. Ritmo sinusal básico con alternancia eléctrica (flechas)
Fuente Gómez Sáenz, J. T., Gérez-Callejas, M. J., Zangróniz Uruñuela, R., Martínez
Larios, A., González Aguilera, J., & Martínez Soba, A. (2012). Alternancia eléctrica,
patrón electrocardiográfico en el diagnóstico de enfermedad cardiaca grave. Semergen,
38(6), 400–404.

Tratamiento

La mayoría de los pacientes que presentan derrame pericárdico tienen una enfermedad conocida por lo tanto el tratamiento va dirigido al trastorno subyacente (Tabla 4), por infecciones virales, en general, no requiere tratamiento por resolución espontánea en pocas semanas, en otros casos como el síndrome pospericardiectomía, ofrece buenos resultados el tratamiento antiinflamatorio (3-4 g de aspirina diarios, 600- 800mg/ día de ibuprofeno, o 75 mg de indometacina diarios), la administración de colchicina se recomienda como complemento de la terapia con aspirina y antiinflamatorios no esteroideos, para mejorar la respuesta a la terapia médica y prevenir las recurrencias, los corticosteroides deben considerarse en pacientes con contraindicaciones y fracaso de la aspirina o los antiinflamatorios no esteroideos, cuando se descarta causa infecciosa o cuando existe enfermedad autoinmune (Casab et al., 2017; Mick & Núñez, 2020).

Tabla 4.
Recomendaciones sobre el tratamiento del derrame pericárdico

Recomendación	Clase	Nivel
Se recomienda dirigir el tratamiento del derrame pericárdico a la etiología	I	C
Se recomienda administrar ácido acetilsalicílico/ antiinflamatorios no esteroideos/colchicina y tratar la pericarditis cuando el derrame pericárdico se asocie a inflamación sistémica	I	C
Está indicada la pericardiocentesis o cirugía cardiaca en el taponamiento cardiaco o el derrame pericárdico sintomático moderado grande que no responda al tratamiento medico, y en casos de sospecha de etiología bacteriana indeterminada o neoplásica	I	C

Fuente Mick, R., & Núñez, C. (2020). *Guía de práctica clínica para el tratamiento de la pericarditis aguda Clinical Practice Guideline for the Treatment of Pericarditis. 6–11.*

La pericardiocentesis percutánea bajo control ecocardiográfico es la técnica de elección para extraer líquido pericárdico con fines diagnósticos y/o terapéuticos para descartar etiología bacteriana por tuberculosis o por neoplasias (clase I nivel B), procedimiento que se realiza bajo anestesia local con aguja de 16-18 gauges en el área paraxifoidea atravesando la pared torácica hasta llegar al espacio pericárdico (Chiabrando et al., 2020).

En otros casos se recomienda el procedimiento para diagnóstico en derrames leves o derrame pericárdico prolongado o crónico mayor a 20 mm evidente por ecografía (clase IIa nivel B), se realiza para promover la adherencia de las capas pericárdicas y evitar una mayor acumulación de líquido, sin embargo, la recurrencia es frecuente posterior a este procedimiento, y la pericardiectomía o la ventana pericárdica deben considerarse siempre que el líquido se vuelva a acumular, se vuelva loculado o si se requiere una biopsia pericárdica, el tratamiento debe ser quirúrgico (Castro Sánchez et al., 2019).

La pericardiocentesis no debe realizarse en casos de síndrome aórtico agudo (clase III nivel B) por riesgo de rotura aórtica y otras complicaciones, tampoco de manera rutinaria o sin compromiso hemodinámico (clase III nivel C) (Mick & Núñez, 2020).

El derrame pericárdico sintomático sin etiología conocida que compromete la función cardíaca por posible taponamiento cardiaco agudo, se debe realizar pericardiocentesis de urgencia con drenaje del líquido pericárdico para estudio citopatológico y microbiológico cuando no existe inflamación o es refractario a tratamiento antiinflamatorio (Adler et al., 2015).

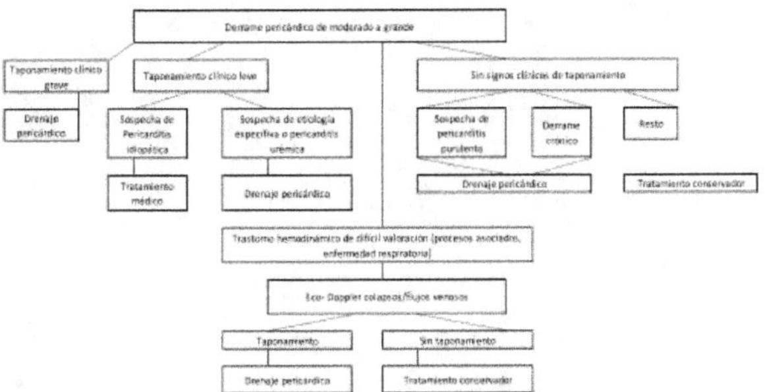

Figura 3. Algoritmo del derrame pericárdico y su manejo.
Fuente Adler, Y., Charron, P., Imazio, M., Badano, L., Barón-Esquivias, G., Bogaert, J., Brucato, A., Gueret, P., Klingel, K., Lionis, C., Maisch, B., Mayosi, B., Pavie, A., Sabaté Tenas, M., Seferovic, P., Swedberg, K., & Tomkowski, W. (2015). Guía ESC 2015 sobre el diagnóstico y tratamiento de las enfermedades del pericardio. Avalada por: The European Association for Cardio-Thoracic Surgery (EACTS). Revista Española de Cardiología, 68(12), 1126.e1-e46.

1. *Adler, Y., Charron, P., Imazio, M., Badano, L., Barón-Esquivias, G., Bogaert, J., Brucato, A., Gueret, P., Klingel, K., Lionis, C., Maisch, B., Mayosi, B., Pavie, A., Sabaté Tenas, M., Seferovic, P., Swedberg, K., & Tomkowski, W. (2015). Guía ESC 2015 sobre el diagnóstico y tratamiento de las enfermedades del pericardio. Avalada por: The European Association for Cardio-Thoracic Surgery (EACTS). Revista Española de Cardiología, 68(12), 1126.e1-e46.*
2. *Casab, H., Cap, C., Cap, P. K., Cap, P. O., & Cap, M. T. (2017). Consenso de enfermedades del pericardio / Versión resumida. 279–297.*
3. *Castro Sánchez, J. M., Sánchez Castro, M. L., & Colcha González, C. E. (2019). Derrame pericárdico diagnóstico y tratamiento. Recimundo, 3(4), 233–255. https://doi.org/10.26820/recimundo/3.(4).diciembre.2019.233-255*
4. *Chiabrando, J. G., Bonaventura, A., Vecchié, A., Wohlford, G. F., Mauro, A. G., Jordan, J. H., Grizzard, J. D., Montecucco, F., Berrocal, D. H., Brucato, A., Imazio, M., & Abbate, A. (2020). Management of Acute and Recurrent Pericarditis: JACC State-of-the-Art Review. Journal of the American College of Cardiology, 75(1), 76–92. https://doi.org/10.1016/j.jacc.2019.11.021*
5. *Goldman, L., & Schafer, A. I. (2017). Derrame Pericárdico. In L. GOLDMAN & A. I. Schafer (Eds.), Goldman-Cecil. Tratado de medicina interna, 25.ª (25th ed., Vol. 25, Issue 9). Elsevier España, S.L.U.*
6. *Gómez Sáenz, J. T., Gérez-Callejas, M. J., Zangróniz Uruñuela, R., Martínez Larios, A., González Aguilera, J., & Martínez Soba, A. (2012). Alternancia eléctrica, patrón electrocardiográfico en el diagnóstico de enfermedad cardiaca grave. Semergen, 38(6), 400–404. https://doi.org/10.1016/j.semerg.2011.09.014*
7. *Inglés, E. B., Hurtado, V. S., & Bertolí, E. (2017). Diagnóstico y cuantificación ecocardiográfica del derrame pericárdico. 69–71.*
8. *Martín-García, A. C., Peláez, E. D., Martín-García, A., & Sánchez, P. L. (2017). Derrame pericárdico. Taponamiento cardíaco. Medicine (Spain), 12(44), 2621–2628. https://doi.org/10.1016/j.med.2017.10.021*
9. *Mick, R., & Núñez, C. (2020). Guía de práctica clínica para el tratamiento de la pericarditis aguda Clinical Practice Guideline for the Treatment of Percarditis. 6–11.*
10. *Orihuela-Rodríguez, O., & Carmona-Ruiz, H. (2019). Prevalence of pericardial effusion in systemic diseases. Gaceta Medica de Mexico, 155(3), 254–257. https://doi.org/10.24875/GMM.19004444*
11. *1Peláez, E. D., Martín-García, A. C., & Sánchez, P. L. (2017). Pericarditis aguda. Medicine (Spain), 12(44), 2603–2611. https://doi.org/10.1016/j.med.2017.10.019*
12. *Rodríguez Ramos, A. L., Barrera Delgado, L. A., Sanchez Pilozo, M. F., & Marín Cherrez, A. W. (2019). Manejo de derrame pericárdico. Recimundo, 3(4), 432–455. https://doi.org/10.26820/recimundo/3.(4).diciembre.2019.432-455*
13. *Trout, G. O., Hoz, R. D. La, Alfaro, L. M., Córdoba, A. P., & Consuegra, G. A. (2018). Manejo de derrame pericárdico: revisión sistemática de la literatura. Revista Colombiana de Cardiología, 25(2), 138–144. https://doi.org/10.1016/j.rccar.2017.10.005*

Capítulo 12

INSUFICIENCIA CARDIACA AGUDA

Henry Balboa

Introducción

La Insuficiencia Cardiaca (IC) es un síndrome clínico, multifactorial y multiorgánico, que puede ser causado por cualquier anomalía cardiaca estructural o funcional que impida a este órgano suministrar oxígeno suficiente para cubrir las necesidades metabólicas de los tejidos periféricos (Escobar, 2016)

La insuficiencia cardiaca (IC) es un problema de salud de gran envergadura con impacto social, económico y humano. Supone una grave limitación de la calidad de vida del individuo. (Rázuri Gorotiza, 2017)

Cuando empleamos el término agudo en la IC, significa que el comienzo de los síntomas y los signos es rápido. Es una situación que podría poner en peligro de forma inmediata la vida del individuo y, por ello, requiere a menudo tratamiento urgente.

La insuficiencia cardíaca aguda (ICA) es un síndrome clínico de signos y síntomas nuevos o que empeoran de la insuficiencia cardíaca, que a menudo conduce a la hospitalización o una visita al servicio de urgencias, siendo su manejo un reto en urgencias. (Meyer, 2019)

Los pacientes con ICA representan una población heterogénea con altas tasas de reingreso tras el alta. El inicio y la gravedad de los síntomas de la ICAD varían y dependen de manera importante de la naturaleza de la enfermedad cardíaca subyacente y de la velocidad a la que se desarrolla el síndrome. (Meyer, 2019)

La mayor proporción de pacientes (70%) con ICAD ingresa debido a un empeoramiento de la IC crónica, hasta un 15 a 20% de los pacientes presentan IC por primera vez y aproximadamente un 5% ingresa por IC avanzada o terminal. Unos pocos pacientes con ICAD presentan presión arterial baja (<8 por ciento) o shock (<3 por ciento). (Meyer, 2019)

Epidemiología

La insuficiencia cardíaca (IC)es una de las patologías que representa mayor impacto sanitario, debido a la variable complejidad clínica de los pacientes, los distintos recursos necesarios para su manejo, el gasto en salud asociado y el costo social que conlleva. La prevalencia de esta enfermedad suele mostrar ciertas diferencias según la región o país (Maldonado R, 2018)

De tal manera podemos evidenciar que en Norteamérica y en los países de Europa occidental, la prevalencia poblacional de insuficiencia cardíaca se encuentra aproximadamente en el 2% y el total de casos con insuficiencia cardíaca crónica duplica al de los cuadros de insuficiencia cardíaca aguda; además, en los pacientes portadores de la condición crónica, la tasa anual de reingresos hospitalarios alcanza el 31.9% y la mortalidad llega al 7.2%. (Maldonado R, 2018)

Mientras tanto, en América Latina una revisión sistemática de las investigaciones conducidas sobre el tema [8], reportó que la prevalencia poblacional de insuficiencia cardíaca se ubica en el 1% (IC95%: 0.1% - 2.7%), afectando principalmente a personas de entre 51 y 69 años de edad, con una tasa de readmisión hospitalaria del 31% y una mortalidad anual de 24.5%. (Maldonado R, 2018)

Definición y etiología
A la ICA La insuficiencia cardiaca aguda se la define como un síndrome clínico caracterizado por un comienzo rápido de síntomas y signos asociados con una función cardiaca anormal. Puede ocurrir con o sin cardiopatía previa, con anomalías en el ritmo cardíaco o desajustes de la precarga y la postcarga. (Jaramillo , Gomez, & Hernadez, 2015)

El International Working Group on Acute Heart Failure Syndromes (WGAHFS) se lo define de la siguiente manera: "Los síndromes de ICA son definidos como el cambio gradual o rápido de signos y síntomas de IC que resultan en la necesidad de tratamiento urgente". (Jankowska & Ponikowski, 2015)
Por lo tanto, no hay una única tipificación etiológica de ICA y existe superposición entre las diferentes causas. Pueden coexistir patologías diferentes, de origen cardiovascular y no cardiovascular, que coparticipan en la etiología. (Burguez , 2017)

Fisiopatología
De tal manera que, al ser la ICA un síndrome heterogéneo, también posee una fisiopatología compleja y, lo más importante, no se conoce por completo.

Sin embargo, la perspectiva fisiopatológica, la situación a priori en la ICA es una disfunción cardiaca (lo que incluye el daño miocárdico agudo y el remodelado) junto con una disfunción de la circulación sistémica y pulmonar (con la intervención de una disfunción endotelial), lo cual conduce finalmente a anomalías hemodinámicas agudas graves. (Jankowska & Ponikowski, 2015)

También se ha propuesto la intervención de varios fenómenos generalizados (activación neurohormonal, proceso inflamatorio, estrés oxidativo. (Jankowska & Ponikowski, 2015).

Así mismo la contribución los elementos desencadenantes de la ICA, patologías como enfermedad coronaria, hipertensión arterial (HTA), valvulopatías, arritmias o enfermedades de otros órganos (incluyendo disfunción renal, anemia y diabetes), que pueden precipitar el síndrome o contribuir a su fisiopatología. (Ver Tabla 1) (Lobo , Cursack, & García, 2018).

Tabla 1
Disparadores de insuficiencia cardiaca aguda por etiología

a. Descompensación aguda de insuficiencia cardiaca crónica
Abuso de ingesta de líquidos y sal No adherencia a la medicación Medicación concomitante que descompensa falla cardiaca (AINE, etc.) Enfermedad concurrente (infección respiratoria o urinaria, descompensación de diabetes, etc.) Abuso de alcohol o uso de medicación simpaticomimética Deterioro de la función renal
b. Enfermedad coronaria
Síndrome coronario agudo Complicaciones mecánicas del infarto

Nota: Esta tabla ha sido agregada de "Guía ESC 2016 sobre el diagnóstico y tratamiento de la insuficiencia cardiaca aguda y crónica" por Ponikowski, Voors, & Anker, 2016. Revista española de cardiología.

Tabla 2
Disparadores de insuficiencia cardiaca aguda por etiología

c. Enfermedad valvular
Empeoramiento de estenosis o insuficiencia valvular Endocarditis Ruptura de cuerda tendinosa mitral
d. Insuficiencia cardiaca secundaria a otras causas
Tirotoxicosis, sepsis, anemia, periparto Enfermedad de Takotsubo (síndrome de corazón roto)
e. Arritmias
Auriculares – Ventriculares
f. Emergencia hipertensiva
g. Miocarditis

Nota: Esta tabla ha sido agregada de "Guía ESC 2016 sobre el diagnóstico y tratamiento de la insuficiencia cardiaca aguda y crónica" por Ponikowski, Voors, & Anker, 2016. Revista española de cardiología.

Diagnostico
Evaluación inicial del paciente
El tiempo de la instauración del fracaso cardíaco condiciona su presentación clínica, de modo que ante una lesión cardíaca aguda pueden aparecer síntomas severos de congestión (edema agudo de pulmón) o de hipoperfusión periférica (shock cardiogénico). Sin embargo, en la mayor parte de los casos, nos encontraremos ante un paciente con clínica de descompensación de una IC crónica. (Armas & Gajewski, 2020)

Según la Sociedad Europea de Cardiología, se define la IC como el síndrome clínico en el que el paciente presenta los siguientes hallazgos: síntomas típicos manifestados en la anamnesis, signos típicos evidenciados en la exploración física, evidencia objetiva de una anormalidad estructural o funcional del corazón en reposo mediante pruebas complementarias, respuesta al tratamiento con diuréticos y vasodilatadores, en los casos en que existen dudas con los criterios anteriores.

Anamnesis
Síntomas derivados de la congestión pulmonar: el síntoma más frecuente, aunque poco específico es la disnea, especialmente valorando su relación con el esfuerzo. En casos avanzados, ortopnea o disnea paroxísitca nocturna (DPN), ambos más específicos, pero menos frecuentes.

Síntomas derivados de la congestión venosa sistémica: edema en miembros inferiores y zonas declives, distensión y dolor abdominal, nicturia.

Síntomas derivados del bajo gasto cardíaco: fatigabilidad (síntoma común pero muy inespecífico), astenia, depresión, mareos, síncope

Factores de riesgo cardiovascular
Historial de hábitos tóxicos y enfermedades no cardíacas que puedan contribuir a la IC: consumo abusivo de alcohol, anemia, infección, disfunción renal o enfermedad tiroidea.

Posibles factores descomponedores incluyendo posibles transgresiones dietéticas y medicación.

Exploración física
Orientada a obtener un diagnóstico de sospecha y determinar el estado de gravedad, así como los posibles factores que contribuyen al empeoramiento de los síntomas.

Constantes vitales: Determinación del estado hemodinámico del paciente (tensión arterial, pulso y perfusión periférica) frecuencia respiratoria y temperatura corporal.

Signos derivados de la congestión pulmonar (IC izquierda): estertores crepitantes húmedos, bilaterales y de comienzo en bases; hipoventilación por derrame pleural; sibilancias por asma cardial.

Signos derivados de la congestión sistémica (IC derecha): edemas en zonas declives, distensión abdominal, ascitis, hepatomegalia, tinte ictérico, caquexia, ingurgitación venosa yugular (IVY) a 45°, reflujo hepatoyugular.

Signos cardíacos: auscultación cardíaca (presencia de soplos, arritmias, ritmo de galope (3ºR)). Signos en relación con bajo gasto (palidez, cianosis, sudoración, disminución del nivel de conciencia).

Resto de exploración física: valoración de piel y mucosas (por ejemplo, la palidez cutánea puede ser un signo de anemia, que puede ser la causa de una descompensación). (Ver Tabla 2) (Ponikowski, Voors, & Anker, 2016)

Tabla 3
Manifestaciones clínicas en la insuficiencia cardiaca aguada

Presentación clínica	Síntomas	Signos
Edema/ congestión periféricos	Falta de aire, fatiga, cansancio, anorexia	Edema periférico, ingurgitación yugular venosa, edema pulmonar, hepatomegalia, ascitis, , caquexia
Edema pulmonar	Falta de aire grave en reposo	Crepitantes o estertores pulmonares, derrame; taquicardia, taquipnea
Shock cardiogénico (síndromes de bajo gasto)	Confusión, debilidad, miembros periféricos fríos	Mala perfusión periférica, presión sistólica < 90 mmHg; anuria u oliguria

Presión arterial elevada (insuficiencia cardiaca hipertensiva)	Falta de aire	Normalmente, presión arterial elevada, hipertrofia ventricular izquierda y fracción de eyección conservada

Nota: Esta tabla ha sido agregada de "Guía ESC 2016 sobre el diagnóstico y tratamiento de la insuficiencia cardiaca aguda y crónica" por Ponikowski, Voors, & Anker, 2016. Revista española de cardiología.

Tabla 4
Manifestaciones clínicas en la insuficiencia cardiaca aguda

Presentación clínica	Síntomas	Signos
Insuficiencia cardiaca derecha	Falta de aire, fatiga	Evidencia de disfunción ventricular derecha; presión yugular venosa elevada, edema periférico, hepatomegalia, congestión intestinal

Nota: Esta tabla ha sido agregada de "Guía ESC 2016 sobre el diagnóstico y tratamiento de la insuficiencia cardiaca aguda y crónica" por Ponikowski, Voors, & Anker, 2016. Revista española de cardiología.

Exámenes complementarios
Electrocardiograma (ECG): es fundamental, muy pocos pacientes con IC presentan un ECG normal. Si bien no existe ninguna alteración específica, aporta valiosa información sobre la cardiopatía subyacente. Las alteraciones electrocardiográficas que frecuentemente se pueden encontrar incluyen: la presencia de cambios isquémicos o necróticos, las alteraciones del ritmo, la hipertrofia de cavidades y los patrones de sobrecarga. (Lado, Soto, & Piñero, 2011) (Pereira, Rincon, & Niño, 2015)

Radiografía de tórax: es útil como el primer método complementario a recurrir ante la sospecha de IC en un paciente con disnea y permitirá descartar su origen pulmonar. Los hallazgos característicos son: el aumento del índice cardiotorácico > 0,50; la cefalización vascular pulmonar; la aparición de líneas B de Kerley y la presencia de derrame pleural. (Pereira, Rincon, & Niño, 2015)

Ecocardiograma: provee información estructural y funcional del corazón, informa sobre dimensiones y volúmenes cavitarios, grosor parietal, función ventricular sistólica y diastólica, anatomía y función valvulares, permitiendo calcular la presión pulmonar, el gasto cardíaco, la presión arterial media (PAM) y la presión venosa central (PVC). (Burguez , 2017)

Laboratorio: la pruebas de laboratorio permiten determinar el cuadro hemático completo, los electrolitos (sodio, potasio, magnesio), nitrógeno ureico y creatinina, enzimas cardíacas (troponina, dímero D, creatinquinasa fracción MB), gasometría arterial, niveles de péptido natriurétrico tipo B, y pruebas de función tiroidea, todo lo cual permite confirmar o excluir enfermedades subyacentes, precipitantes o coadyuvantes. (Pereira, Rincon, & Niño, 2015)

Péptidos natriuréticos (PN): La determinación de biomarcadores ha impactado dramáticamente en la forma de evaluación y manejo de los pacientes con IC. Los PN tipo B (BNP) y N-terminal proBNP (NT-proBNP) son marcadores que ayudan a determinar el diagnóstico y pronóstico en la IC. (Burguez , 2017). Los niveles circulantes de BNP/NT-proBNP son normalmente muy bajos en individuos sanos. En el caso de la IC los niveles están aumentados, por tanto, si las concentraciones plasmáticas de PN son normales, resulta improbable el diagnóstico de IC. (Burguez , 2017)

Se han definido varios puntos de corte para dichos marcadores tanto para excluir como para confirmar el diagnóstico, en donde BNP < 100 pg/mL o NT-proBNP < 300 pg/mL excluye el diagnóstico de insuficiencia cardiaca, mientras BNP > 300 pg/mL o Ntpro-BNP ≥ 500 pg/mL sugiere el diagnóstico de insuficiencia cardiaca. (Jaramillo , Gomez, & Hernadez, 2015)

Clasificación de la insuficiencia cardiaca aguda
Según la guía de la European Society of Cardiology, un paciente con ICA puede tener varias formas clasificación. (Jankowska & Ponikowski, 2015)

Clasificación según la entidad clínica
Agudización o descompensación de la ICC: síntomas de congestión en la circulación sistémica y pulmonar (Armas & Gajewski, 2020)

Edema pulmonar: es característico que los signos y síntomas se instauren de manera rápida y los pacientes sufran trabajo respiratorio grave, con taquipnea, ortopnea y congestión pulmonar. (Jankowska & Ponikowski, 2015)

ICA con presión arterial alta: los síntomas y signos de IC están acompañados de una presión arterial alta y, en general, se asocian a una función sistólica del ventrículo izquierdo conservada y a signos de activación del sistema simpático con taquicardia y vasoespasmo. (Jankowska & Ponikowski, 2015)

Shock cardiogénico: hipoperfusión de los tejidos a consecuencia de la ICA, con la típica presión arterial sistólica <90 mm Hg o presión arterial media reducida en >30 mm Hg, anuria u oliguria, a menudo aparecen arritmias; rápidamente se desarrollan síntomas de la hipoperfusión de los órganos y del edema pulmonar. (Armas & Gajewski, 2020)

ICA aislada del lado derecho: síndrome de bajo gasto sin edema pulmonar, presión elevada en las venas yugulares, con o sin hepatomegalia. (Armas & Gajewski, 2020)

ICA en el curso del síndrome coronario agudo. (Armas & Gajewski, 2020)

Clasificación por estado hemodinámico
La clasificación clínica según el estado hemodinámico se basa en la clasificación de Forrester diseñada para el IAM, dicha clasificación requiere el monitoreo hemodinámico con catéter de Swan Ganz para determinar el gasto cardíaco y la presión capilar pulmonar, resultando cuatro patrones hemodinámicos con diferente manejo clínico y farmacológico.

Sin embargo la clasificación actual es muy práctica pues no requiere intervencionismo para monitoreo y se basa simplemente en el examen del paciente dirigido a detectar la presencia (húmedo) o la ausencia (seco) de síntomas o signos de congestión y la presencia (frío) o la ausencia. (Burguez , 2017)

Con base en los hallazgos clínicos y paraclínicos de perfusión y congestión se podría determinar cuatro estados clínicos hemodinámicos (cuadrante de Stevenson) así: (Jaramillo , Gomez, & Hernadez, 2015)

Estadio A (caliente y seco). Sin signos de hipoperfusión ni congestión, compensado.

Estadio B (caliente y húmedo). Sin signos de hipoperfusión, pero con signos de congestión, el patrón más frecuente

Estadio C (frío y húmedo). Con signos de hipoperfusión y signos de congestión.

Estadio L: L viene de low profile (bajo perfil) (frío y seco). Con signos de hipoperfusión y sin signos de congestión.

Esta clasificación es útil para guiar la terapéutica en la fase inicial y además proporciona valiosa información pronóstica.

Tratamiento
Los objetivos del tratamiento van dirigidos a mejorar la situación hemodinámica y a controlar los síntomas, fundamentalmente la disnea, para mejorar la supervivencia del paciente, tanto a corto como a largo plazo, y la calidad de vida, por lo tanto por el riesgo vital mencionado debe iniciarse el tratamiento en el primer contacto médico, ya sea en la emergencia hospitalaria o prehospitalaria, simultáneamente con la evaluación diagnóstica. (Burguez , 2017)

Los pacientes con ICA de novo, o aquellos con descompensación de una insuficiencia cardíaca crónica y síntomas moderados agudos, requieren ingreso hospitalario con el fin de tratar los síntomas, y estudiar y solucionar los factores desencadenantes y causales.

Medidas generales
Medidas posturales: el paciente debe permanecer en cama incorporado a 45 grados hasta la desaparición de los síntomas en reposo.

Medidas dietéticas: por norma general debe existir restricción de sodio y agua, y el contenido calórico ingerido ha de ser adecuado a la situación de cada sujeto.

Medidas de monitorización: es fundamental controlar las constantes vitales (tensión arterial, frecuencia cardíaca, frecuencia respiratoria y temperatura), así como cuantificar la emisión de orina diaria (diuresis) y el peso.

Es muy importante asegurar una adecuada oxigenación de los tejidos y, por ello, siempre que se esté por debajo de los niveles de la normalidad, habrá que administrar oxígeno valorando las posibilidades disponibles para mantener una saturación de oxígeno del 95-98%. (Armas & Gajewski, 2020)

Tratamiento farmacológico

El tratamiento debe estar enfocado la presentación clínica de la presentación clínico, hemodinámico y su etiología. (Figura 1)

Diuréticos: son la base del tratamiento de la ICA con sobrecarga de volumen y congestión (90% de ingresos por ICA). Aumentan la excreción renal de sal y agua y tienen cierto efecto vasodilatador. No deben indicarse en pacientes con ICA e hipoperfusión antes de lograr una perfusión adecuada. (Burguez , 2017)

El abordaje inicial de la congestión incluye diuréticos i/v con la adición de vasodilatadores para aliviar la disnea si la TA lo permite. Al emplear diuréticos es necesario controlar la diuresis (puede estar indicada la introducción de sonda vesical) y ajustar la dosis según la respuesta clínica, limitar la ingesta de sodio, monitorizar el nivel sérico de creatinina, potasio y sodio cada 1-2 días según la diuresis, corregir las pérdidas de potasio y magnesio.   (Armas & Gajewski, 2020)

La dosis inicial habitual es de 20 a 40 mg de furosemida. La dosificación subsiguiente se determina por la respuesta diurética. Por lo tanto, si un paciente no responde a 20 mg de furosemida, la dosis debe aumentarse a 40 mg en lugar de dar la misma dosis dos veces al día. Si el paciente ya está recibiendo la dosis de 40 mg día y tiene una diuresis parcial, pero insuficiente, el diurético de asa se puede administrar dos veces o incluso tres veces al día (dosis máxima 120 mg día). En la tabla 4 se muestran los diuréticos y las dosis recomendadas para el tratamiento de la insuficiencia cardiaca. (Jaramillo , Gomez, & Hernadez, 2015). (Ver Tabla 3)

Tabla 3

Dosis de diuréticos en insuficiencia cardiaca

Diuréticos de asa		
Furosemida	20-40 mg	40-120 mg
Tiazidas		
Hidroclorotiazida	25 mg	50 mg

Nota: Esta tabla ha sido agregada de "Consenso colombiano para el diagnóstico y tratamiento de la Insuficiencia cardiaca aguda" por Jaramillo , Gomez, & Hernadez, 2015. Sociedad Colombiana de Cardiología.

Vasodilatadores: Se recomienda en pacientes con ausencia de hipotensión sintomática, los vasodilatadores por vía intravenosa constituyen el tratamiento de primera línea para el manejo del edema cardiogénico pulmonar. Entre las alternativas para el uso vía endovenosa se cuentan: (Jaramillo , Gomez, & Hernadez, 2015)(Ver Tabla 4)

Nitroglicerina: cuyo efecto primordial es venodilatador, reduce la precarga y mejora la congestión pulmonar. La cefalea es el efecto colateral más frecuente, y la utilización está contraindicada en el marco del uso reciente de inhibidores de la fosfodiesterasa 5 (PDE-5).(Armas & Gajewski, 2020)

Nitroprusiato de sodio: posee un efecto vasodilatador dual, venoso y arterial. Dado el potencial de reducir bruscamente la presión arterial, es recomendable durante su uso el monitoreo con catéter arterial y manejo en una unidad de complejidad mayor. El nitroprusiato es útil en particular en casos donde se requiere una gran y rápida reducción en la postcarga (por ejemplo, shock cardiogénico e insuficiencia aórtica o insuficiencia mitral aguda grave). (Armas & Gajewski, 2020)

Tabla 4
Vasodilatadores en la insuficiencia cardiaca aguda aguda

Vasodilatador	Indicación	Dosis	Efectos adversos
Nitroglicerina	EAP[a]- Congestión pulmonar PA > 90 mm H	Comienzo 10-20 Pg/min, hasta g hasta 200 Pg/min	Hipotensión Cefalea Tolerancia
Nitroprusiato de sodio	EAP-Congestión pulmonar con PA > 90 mm Hg	Comienzo con 0,3 Pg/min, titulación lenta hasta 5 Pg/min	Hipotensión Intoxicación por tiocianatos Fotosensibilidad

Nota: [a]EPA (edema agudo de pulmón)
Esta tabla ha sido agregada de "Consenso colombiano para el diagnóstico y tratamiento de la Insuficiencia cardíaca aguda" por Jaramillo , Gomez, & Hernadez, 2015. Sociedad Colombiana de Cardiología.

Agentes inotrópicos: los principales registros en el manejo de la insuficiencia cardiaca aguda muestran un altísimo uso inapropiado de inotrópicos. Estos agentes se emplean en un pequeño número de pacientes, específicamente en aquellos con signos de bajo gasto cardiaco o choque cardiogénico; indicados sobre todo en ICA con hipoperfusión periférica e hipotensión (tensión sistólica <90 mm Hg, signos de mala perfusión de órganos, piel fría, diaforesis, alteración del sensorio, insuficiencia renal, disfunción hepática,). (Armas & Gajewski, 2020) (Jaramillo , Gomez, & Hernadez, 2015)

Tabla 5
Agentes inotrópicos usados en la insuficiencia cardiaca aguda

Dubutamina	No	2-20 ug/kg/min
Dopamina	No	3 ug/kg/min efecto renal 3-7 ug/kg/min inotrópico 7 ug/kg/min vasopresor
Milrinona	25,75 ug/kg/min en 10 a 20 min	0,375 – 0,75 ug/kg/min
Levosimendan	12 ug/kg/min en 10 min (opcional)	0,05-2 ug/kg/min
Noradrenalina	No	0,2-1,0 Pg/kg/min

Nota: Esta tabla ha sido agregada de "Consenso colombiano para el diagnóstico y tratamiento de la Insuficiencia cardíaca aguda" por Jaramillo , Gomez, & Hernadez, 2015. Sociedad Colombiana de Cardiología.

Otros fármacos: entre los fármacos antiarrítmicos el único eficaz en la mayoría de las arritmias supraventriculares y ventriculares y que no tiene efecto inotrópico negativo es la amiodarona. (Armas & Gajewski, 2020)

En enfermos tratados crónicamente con β-bloqueante por ICC y hospitalizados por descompensación de la IC, normalmente, no se debe suspender el β-bloqueante, a menos que sea necesario el uso de inotrópicos positivos. (Armas & Gajewski, 2020)

En enfermos tratados crónicamente con IECA/ARA-II no suspender dichos medicamentos si no es imprescindible (suspender p. ej. en un enfermo con shock). (Lobo, Cursack, & García, 2018)

Prevención antitrombótica: se recomienda profilaxis con heparina de bajo peso molecular a menos que existan contraindicaciones. (Lobo, Cursack, & García, 2018)

Tratamiento quirúrgico
Se realizará en las siguientes indicaciones: (Armas & Gajewski, 2020)

1.Enfermedad coronaria multivaso que provoca isquemia severa del miocardio
2.Complicaciones mecánicas agudas del infarto de miocardio
3.Insuficiencia aguda de la válvula mitral o aórtica provocada por endocarditis, traumatismo o disección de aorta (se refiere a la válvula aórtica

Figura 1
*Algoritmo de actuación en función de la clasificación clínico hemodinámica
de la ICA*

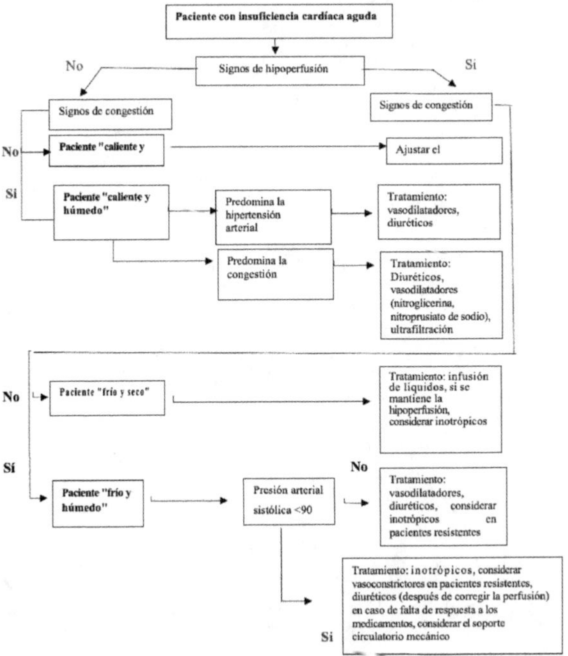

Nota: Tomada de "Insuficiencia Cardiaca Aguda: Actuación en función de la
clasificación clínico hemodinámica de la ICA (según las guías ESC 2016)." por
Armas & Gajewski, 2020. Medicina Interna Basada en la Evidencia.

1.Armas , R., & Gajewski, P. (2020). Medicina Interna Basada en la Evidencia. Santiago de Chile: Empendium. Obtenido de https://empendium.com/manualmibe/chapter/B34.II.2.19.2.

2.Rázuri Gorotiza, M. (2017). Programa psicoeducativo de intervención psicológica para mejorar la adherencia al tratamiento de insuficiencia cardiaca en pacientes del Servicio de Cardiología del Hospital Luis. Universidad de Guayaquil, Guayaquil. Obtenido de http://repositorio.ug.edu.ec/bitstream/redug/26562/1/Mariela_tesis%20final%20entregada.pdf

3.Burguez , S. (2017). Insuficiencia cardíaca aguda. Revista Uruguaya de Cardiologia, 32. Obtenido de http://www.suc.org.uy/revista/V32N3/pdf/rcv32n3_ic-burguez.pdf

4.Escobar, N. (2016). Factores asociados a estancia prolongada y mortalidad institucional en pacientes hospitalizados con diagnóstico de insuficiencia cardiaca en los servicios de medicina interna de los hospitales "enrique garcés" y. Pontificia universidad catolica del ecuador, Quito. Obtenido de http://repositorio.puce.edu.ec/bitstream/handle/22000/12180/Tesis%20Mortalidad%20y%20estancia%20intrahospitalaria%20ICC%2027-10-16%20%28Autoguardado%29.pdf?sequence=1&isAllowed=y

5.Jankowska, E., & Ponikowski, P. (enero de 2015). Pathogenesis and Clinical Presentation of Acute Heart Failure. Revista Española de cardiologia. Obtenido de https://www.revespcardiol.org/es-patogenia-presentacion-clinica-insuficiencia-cardiaca-articulo-S0300893215000603

6.Jaramillo , C., Gomez, E., & Hernadez, E. (2015). Consenso colombiano para el diagnóstico y tratamiento de la Insuficiencia cardíaca aguda. Bogota: Tecnográficas S.A.S. Obtenido de https://scc.org.co/wp-content/uploads/2012/2015/01/agudawebcompleta.pdf

7.Lado, M., Soto, F., & Piñero, M. (2011). Insufi ciencia cardíaca en Urgencias de Atención Primaria. ABCDE en Urgencias Extrahospitalarias, 56-58. Obtenido de http://www.agamfec.com/wp/wp-content/uploads/2014/07/18_1_actua_2.pdf

8.Lobo , L., Cursack, ,., & Garcia, D. (2018). Algoritmo de insuficiencia cardíaca aguda:etapa prehospitalaria, etapa prehospitalaria, internación en unidad coronaria. Comité de Insuficiencia Cardíaca e Hipertensión Pulmonar de la Federación Argentina de Cardiología. Obtenido de http://www.insuficienciacardiaca.org/pdf/v13n1_18/v13n1a05.pdf

9.Maldonado R, J. (2018). Epidemiología de la insuficiencia cardíaca. Revista Médica Vozandes, 29, 51-52. Obtenido de http://docs.bvsalud.org/biblioref/2019/05/997036/edit.pdf

10.Meyer, T. (MAyo de 2019). Approach to diagnosis and evaluation of acute decompensated heart failure in adults. UpToDate. Obtenido de https://www.uptodate.com/contents/approach-to-diagnosis-and-evaluation-of-acute-decompensated-heart-failure-in-adults?search=INSUFICIENCIA%20CARDIACA%20AGUDA&source=search_result&selectedTitle=1~150&usage_type=default&display_rank=1

11.Pereira, J., Rincon, G., & Niño, D. (2015). Insuficiencia cardíaca: Aspectos básicos de una epidemia en aumento . CorSalud, 62-66. Obtenido de https://www.medigraphic.com/pdfs/corsalud/cor-2016/cor161i.pdf

12.Ponikowski, P., Voors, A., & Anker, S. (2016). Guía ESC 2016 sobre el diagnóstico y tratamiento de la insuficiencia cariaca aguda y cronica. Revista Española Cardiologia, e9-e16.